AF610970

La Bretagne et les Pays Celtiques. Série in-8. XI

# LE PAYS DE PONTIVY EN 1830

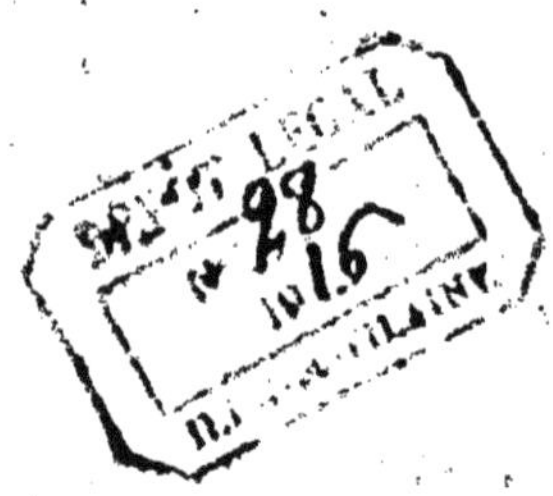

PAR

Emile GILLES

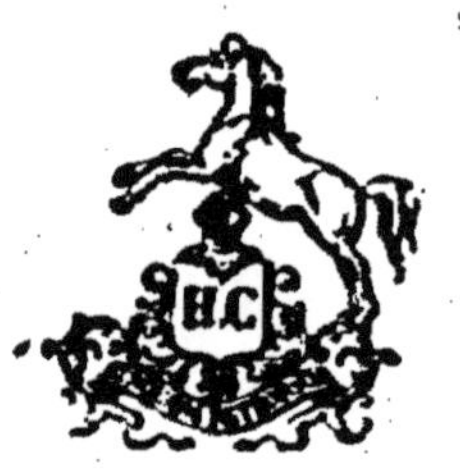

PARIS
LIBRAIRIE ANCIENNE HONORÉ CHAMPION
ÉDOUARD CHAMPION
5, QUAI MALAQUAIS

1916



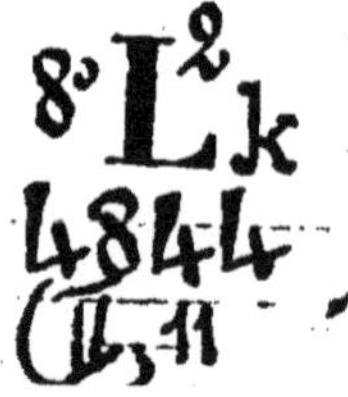

## LA BRETAGNE ET LES PAYS CELTIQUES

Ire Série. Beaux volumes in-12 :

— I. Le Goffic (Ch.). — **L'Ame bretonne, 1re série illustrée** .......... 3 fr. 50
— II. Le Braz (A.). — **Vieilles histoires du Pays Breton** .......... 3 fr. 50
— III. Tiercelin (L.). — **Bretons de lettres** .......... 3 fr. 50
— IV. Dottin (G.). — **Manuel pour servir à l'étude de l'antiquité celtique.** *Edition augmentée*, 1915 .......... 6 fr.
— V. Le Goffic. **L'Ame bretonne, 2e série illustrée** .......... 3 fr. 50
— VI. Le Braz (A.). — **Au pays d'exil de Chateaubriand** .......... 3 fr. 50
— VII. Dubreuil (L.). — **La Révolution dans le département des Côtes-du-Nord** .......... 3 fr. 50
— VIII. Le Goffic. — **L'Ame bretonne, 3e série** .......... 3 fr. 50
— IX. Ernault. — **L'ancien vers breton.** Exposé sommaire avec exemples et pièces en vers bretons anciens et modernes .......... 2 fr.
— X. Géniaux (Ch.). — **La Bretagne vivante** .......... 3 fr. 50
— XI et XII. Dottin (G.). — **Manuel d'irlandais moyen.** 1914. 2 vol... 12 fr.

IIe Série. Beaux volumes in-8e raisin :

— I. Le Lay (F.), docteur ès-lettres. — **Histoire de la ville et communauté de Pontivy au XVIIIe siècle.** (Essai sur l'organisation municipale en Bretagne.) 1911, 306 pages .......... 7 fr. 50
— II. **Louis Eunius ou le purgatoire de saint Patrice.** Mystère breton en deux journées, publié avec introduction, traduction et notes par G. Dottin. 1911, 408 pages et planche .......... 7 fr. 50
— III. Quessette. — **L'Administration financière des Etats de Bretagne de 1689 à 1715.** 1911, 251 pages .......... 6 fr.
— IV. Dubreuil (Léon). — **La vente des biens nationaux dans le département des Côtes-du-Nord (1790-1830).** Fort volume de xviii-707 pages, augmenté d'une carte du département, de la liste des administrateurs et des préfets de 1790 à 1818, de divers appendices et d'un index alphabétique renvoyant aux pages du livre et comprenant plus de 2.300 noms de personnes. 15 fr.
— V. **Le régime révolutionnaire dans le district de Dinan** (25 nivôse an II-30 floréal an III). Publication de textes avec une carte du district de Dinan, une introduction, des notes et un index alphabétique des noms propres. Fort volume de cxxiii-186 pages .......... 5 fr.
— VI. Canal (S.). — **Les origines de l'Intendance de Bretagne.** Essai sur les relations de la Bretagne avec le pouvoir central. 244 pages .......... 5 fr.
— VII. Benaerts (Louis). — **Le Régime consulaire en Bretagne** (Le département d'Ille-et-Vilaine durant le Consulat (1799-1804). Avec une carte et un portrait. In-8e .......... 12 fr.
— VIII. Duine (F.). — Origines bretonnes. Etudes sur les sources. **Questions d'hagiographie et Vie de saint Samson** .......... 2 fr. 50
— IX. Bernard (M.). — **La Municipalité de Brest de 1750 à 1790**, un beau vol. in-8e de 308 p. et plan .......... 12 fr.
— X. Pocquet du Haut-Jussé (B.). — **La vie temporelle des communautés de femmes à Rennes au XVIIe et au XVIIIe siècles.** Beau volume avec table alphabétique des noms propres .......... 5 fr.

**Annales de Bretagne** (Les), publiées par la Faculté des lettres de Rennes avec la collaboration de MM. les Archivistes des cinq départements de Bretagne (Histoire, histoire littéraire, folk-lore, etc.). Prix d'abonnement : France, 10 fr. Etranger................ 12 fr. 50

Arbois de Jubainville (H. d'), *membre de l'Institut*. **Histoire des ducs et comtes de Champagne.** 1861-1869, 7 vol. in-8... ......... 60 fr.
Ouvrage épuisé.

— **L'Administration des Intendants,** d'après les archives de l'Aube. 1880, in-8....... 5 fr.

C'est dans les fonds des Intendances qu'il faut chercher tous les renseignements relatifs à l'administration des villes, aux travaux publics, à l'agriculture, à l'assistance publique, aux cultes et aux affaires ecclésiastiques, à l'enseignement, à la répartition de l'impôt. M. d'Arbois de Jubainville, classant les archives de la Marne, a étudié avec un soin particulier ces attributions ; son livre est un véritable manuel, très complet et fidèle, de l'administration de l'ancien régime.

— **Etudes grammaticales sur les langues celtiques.** Première partie : Introduction, phonétique et dérivation bretonnes. 1881, gr. in-8. 8 fr.

— Deuxième partie, en collaboration avec M. E. Ernault : Glossaire moyen breton, 2e édition, corrigée et augmentée avec une préface et les index du tome I. 1895-1896, 1 tome en 2 vol. gr. in-8................. 30 fr.

— **Les noms gaulois chez César et Hirtius, « De Bello gallico »,** 1re série. Les composés dont *Rix* est le dernier terme. 1891, in-18 jésus ..................................... 4 fr.

— **Etudes sur la langue des Francs à l'époque mérovingienne.** 1900, in-8.................. 6 fr.

Quelques noms royaux mérovingiens. — De la signification des noms propres de personnes mérovingiens. — Les noms propres familiers ou diminutifs chez les Francs à l'époque mérovingienne. — Quelques observations sur la phonétique mérovingienne. — La déclinaison dans la langue des Francs à l'époque mérovingienne. — Fragment d'un dictionnaire des noms propres francs de personnes à l'époque mérovingienne.

— **La famille celtique.** Etude de droit comparé. 1905, in-8 carré................................ 4 fr.

Comment était composée la famille, responsabilité pour crimes, législation des successions. — Le mariage, les épouses légitimes, les concubines, les prostituées. — Les Celtes étaient-ils pédérastes ?

— **Les Druides et les dieux à formes d'animaux.** 1906, in-12.................................. 4 fr.

Les Druides comparés aux *Gutuatri* et aux *Vatis*. — Les Druides ont été à l'origine une institution goidelique. — Différence entre les Goidels et les Gaulois. — Conquête de la Grande-Bretagne par les Gaulois et introduction du druidisme en Gaule : preuves linguistiques. — Les Druides dans la Gaule indépendante et pendant la guerre faite par Jules César. — Les Druides sous l'Empire Romain. — Les Druides en Grande-Bretagne et quand l'Empire Romain eut pris fin. — Les Druides en Irlande. — L'immortalité de l'âme. — La métempsychose en Irlande.

II. Les dieux prenant forme d'animaux dans la littérature épique de l'Irlande. Enlèvement des vaches de Regamain ; génération des deux porchers. Appendice. Jules César et la géographie.

Dottin (Georges), *professeur adjoint à l'Université de Rennes*. **Contes et légendes d'Irlande,** traduits du gaélique. 1901, in-8...... 3 fr. 50

Le Goffic (Ch.). La Bretagne et les pays celtiques. **L'Ame bretonne.** 1re série, 5e édition, revue et corrigée. Beau volume in-12, *planches* ....................................... 3 fr. 50

Table des articles. — 1. Au Cœur de la race : Tota in antithesi. La Langue et les Bardes. Les Pardons. Les Saints. La Race. le Costume, les Mœurs. La vraie Bretagne. — 2. Les dernières années de Chateaubriand. — 3. Une déracinée : Henriette Renan. — 4. A propos de Lesage. — 5. Un autarchiste : le contre-amiral Réveillère. — 6. Le Roman d'Hippolyte Lucas. — 7. Emile Souvestre au Collège. — 8. Le patriarche du roman-feuilleton : Pierre Zaccone. — 9. Le Barde du Dîner celtique : N. Quellien. — 10. Le Peintre de la Renaissance néo-grecque : J.-L. Hamon. — 11. Les grands Calvaires de Bretagne. — 12. Le Curé breton. — 13. Monographie d'une Veillée : Noël au manoir. — 14. Le théâtre du Peuple en Bretagne. — 15. La statue de Le Flô. — 16. Trois « maritimes » : Guillaume Gourlaouën, Joseph Kenn, Paul Henry. — 17. Les Débats politiques de Jules Simon. — 18. Le Mouvement panceltique. — 19. Appendice.

— 2e série, 4e édition. Beau volume in-12, *planches* ....................................... 3 fr. 50

1. Nos derniers sanctuaires : *Les Iles bretonnes*. — 2. Dans la Cornouaille des Monts : François Jaffrennou. — 3. De Keramborgne à Plusunet : Perrine Luzel ; Marguerite Philippe. — 4. La question du « Barraz-Breiz ». — 5. La « Bretagne » de Gustave Geffroy. — 6. Une Idylle sur une grammaire bretonne. — 7. Sur les Pas de Renan : I. *Les deux Tréguier;* II. *Brizeux et Renan;* III. *Le Bonhomme Système*. — 8. La Résignation bretonne. — 9. Charniers et Ossuaires. — 10. Deux discours : I. *Un assimilé* (Gabriel Vicaire); II. *Le régionalisme breton*. — 11. Au pays de la Tour d'Auvergne : I. *Les reliques d'un héros;* II. *La Tour d'Auvergne homme d'affaires*. — 12. Le Barde des matelots : Yann Nibor. — 13. Goëlettes d'Islande. — 14. Le Bien du Pêcheur. — 15. Chez Taffy : *Quinze jours dans les Galles du Sud*. — 16. Appendice.

— Troisième série, 1910, 2e édition. Beau volume in-12 ....................................... 3 fr. 50

1. Le château de Barberine. — 2. Guy de Maupassant et la Bretagne. — 3. Deux Républicains. — 4. Marion du Faouet et la grande misère du XVIIIe siècle. — 5. Eginane et Kuignaouan. — 6. Les polders du Mont-Saint-Michel. — 7. La vraie Perrine. — 8. Les Fêtes révolutionnaires dans une commune bretonne. — 9. Leconte de Lisle à Rennes. — 10. La statue de Clémence Royer. — 11. Un Breton citoyen de Rome. — 12. Médaillons de Poëtes. — 13. L'Ecartèlement de la Bretagne. — 14. La Pénitence de Marie-Reine. — 15. Jeanne Le Huédé. — 16. Figures de petite ville, etc.

Une Quatrième série paraîtra en 1911.

Dans ces nouvelles éditions complètement refondues et enrichies d'un nouveau tome inédit, c'est tout le passé de la vieille péninsule armoricaine, mœurs, traditions, croyances, littérature, etc., qui nous est présenté en une synthèse puissante. L'art breton, si original, y a sa place près de l'art dramatique, d'un archaïsme si savoureux. Le prêtre, le barde, le soldat sont étudiés dans des monographies spéciales. De fins et délicats portraits (Ernest Renan, Henriette Renan, Jules Simon, H. de La Villemarqué, F.-M. Luzel, N. Quellien, Emile Souvestre, l'amiral Réveillère, Jean-Louis Hamon, Gustave Geffroy, Yann Nibor, Jaffrennou-Taldir, etc.), achèvent de nous renseigner sur les caractères essentiels de l'*âme bretonne*.

La livre de Charles Le Goffic, qui s'est vu décerner par l'Académie française l'une de ses plus hautes récompenses, le prix Née, réservé à « *l'auteur de l'œuvre la plus originale comme forme et comme pensée* », ce livre ne fait pas seulement aimer la Bretagne : il l'explique

HANOTAUX (G.). **Origine de l'institution des intendants des provinces**, d'après les documents inédits. In-8 ..................... 7 fr. 50

LE BRAZ (Anatole). **Tryphina Keranglas.** Poème, 1892, in-12 ..................... 3 fr.

Ces poèmes charmants furent le début de M. Le Braz dans les lettres.

— **La Légende de la mort chez les Bretons armoricains.** 3e édition revue et corrigée avec des notes sur les croyances analogues chez les autres peuples celtiques, par Georges DOTTIN, professeur adjoint à l'Université de Rennes, et, en appendice, l'introduction à la 1re édition par L. MARILLIER. 1912, 2 forts vol. in-12 ..................... 10 fr.

— **Textes bretons inédits** pour servir à l'histoire du théâtre celtique. 1901, in-8 ..................... 1 fr.

— **Cognomerus et sainte Tréfine.** Mystère breton en deux journées. Texte et traduction. 1904, in-8 ..................... 4 fr.

— **Vieilles histoires du Pays Breton.** 1905, in-18. 3 fr. 50

LA BORDERIE (A. de), *membre de l'Institut.* **Histoire de Bretagne.** 1905-1914, t. I à VI. Complet ..................... chaque 20 fr.

— **Correspondance historique des Bénédictins bretons** et autres documents inédits relatifs à leurs travaux sur l'histoire de Bretagne, publiés avec notes et introduction. 1880, in-8. 8 fr.

C'est pour ainsi dire un chapitre préliminaire à sa vaste *Histoire de Bretagne*, que ce travail du savant La Borderie sur les Bénédictins bretons. Il a voulu se bien pénétrer de leur méthode avant de rien entreprendre et il s'est plu à rendre hommage à ses aînés. Il trace l'historique des travaux sur la Bretagne exécutés par les Bénédictins, indique les circonstances dans lesquelles se produisit la pensée première de l'entreprise, les noms et les qualités des religieux qui y prirent part. Leur correspondance, qui suit, doit être désormais classée parmi les documents les plus importants de l'histoire de Bretagne.

— **L'historia Britonum** attribuée à Nennius et l'historia Britannica avant Geoffroi de Monmouth. 1883, in-8 ..................... 6 fr.

— Une prétendue compagne de Jeanne d'Arc : **Pierrone et Perrinaïc.** 1891, in-8 ..... 1 fr. 50

— **Jean Meschinot**, sa vie, ses œuvres, ses satires contre Louis XI. 1896, in-8 ........ 4 fr.

— **Nouvelle galerie bretonne historique et littéraire.** 1897, in-12 ..................... 5 fr.

— **Recueils d'actes inédits** des ducs et princes de Bretagne (XIe, XIIe, XIIIe siècles). 1889, in-8 ..................... 7 fr.

— **Notions élémentaires sur l'histoire de Bretagne.** 1901, in-12 ..................... 5 fr.

— **La chronologie du cartulaire de Redon.** 1901, in-8 ..................... 5 fr.

— **La Bretagne.** Les origines bretonnes. La Bretagne aux grands siècles du Moyen-Age. La Bretagne aux derniers siècles du Moyen-Age. La Bretagne aux temps modernes. 1894-1903, 4 vol. in-12 ..................... 14 fr.

Cours d'histoire professé à la Faculté des lettres de Rennes.

LE MOY (A.). **Le Parlement de Bretagne et le Pouvoir royal au XVIIIe siècle.** 1909, in-8 de 605 pages ..................... 10 fr.

*Couronné par l'Académie française.*

— **Les Remontrances du Parlement de Bretagne au XVIIIe siècle.** Textes inédits précédés d'une introduction. 1909, in-8, 260 pages. 5 fr.

LE GRAND (Léon). **Les sources de l'histoire religieuse de la Révolution aux Archives nationales**, in-8° carré de 210 pages. 3 fr. 50

LOTH (J.), *professeur à l'Université de Rennes.* **Vocabulaire vieux-breton** avec commentaire, contenant toutes les gloses en vieux-breton, gallois, cornique, armoricain connues. Précédé d'une introduction sur la phonétique du vieux-breton et sur l'âge et la provenance des gloses. 1884, gr. in-8 ..................... 10 fr.

— **Chrestomathie bretonne** (armoricain, gallois, cornique). 1re partie : Breton-Armoricain. 1890, gr. in-8 ..................... 10 fr.

— **Remarques et corrections** au lexicum cornubritannicum de Williams. 1902, in-8... 2 fr.

— **L'année celtique** d'après les textes irlandais, gallois, bretons et le calendrier de Colligny. 1904, in-8 ..................... 3 fr.

LOUTCHISKY (J.). **La petite propriété en France avant la Révolution.** De la vente des biens nationaux. 1897, in-12, carte ......... 3 fr. 50

L'auteur, après de nombreuses recherches dans les archives départementales, traite avec une autorité reconnue et appréciée : 1° de l'étendue de la petite propriété en France à la veille de la Révolution et de l'état dans lequel se trouvait cette petite propriété ; 2° de la vente des biens nationaux.

— **La propriété paysanne en France à la veille de la Révolution** (principalement en Limousin), in-8° de 265 p. et tableaux ...... 7 fr. 50

ORAIN (Adolphe). **Contes du Pays Gallo :** I. Cycle mythologique. — II. Cycle chrétien. — III. Contes facétieux. — IV. Contes de voleurs. — V. Le monde fantastique. 1904, in-12. 3 fr. 50

Cycle mythologique. Les Fées, les Géants, les Magiciens, les animaux parlants, les métamorphoses, les Aventures merveilleuses. — Cycle chrétien. Dieu, la Vierge, les Anges, les Saints, les Miracles. — Contes facétieux. — Contes de Voleurs. — Le Monde fantastique. Le Diable, les Sorciers, les Lutins, les Revenants. Ces titres, qui, cependant, ne sont que le simple énoncé des divisions de ce travail, suffisent presque à montrer toute la variété des Contes du pays Gallo ; on y retrouve la simplicité forte et charmante des meilleures légendes bretonnes.

SCHMIDT (Charles). **Les Sources de l'Histoire de France, depuis 1789 aux Archives nationales**, avec une lettre-préface de M. A. Aulard. 1907. In-8 : ..................... 5 fr.

Les demandes de recherches. — La salle de travail. — Les inventaires. — Les sources de l'histoire d'un département, d'un canton ou d'une commune aux archives nationales. — *Les séries départementales.* Grâce à cet excellent répertoire, « *en quelques instants tout travailleur saura ce qu'il peut trouver et ce qu'il doit demander aux archives nationales* ».

VALLÉE (F.). **La Langue bretonne en 40 leçons.** 2e édition. In-12, 196 pages ........... 3 fr. 25

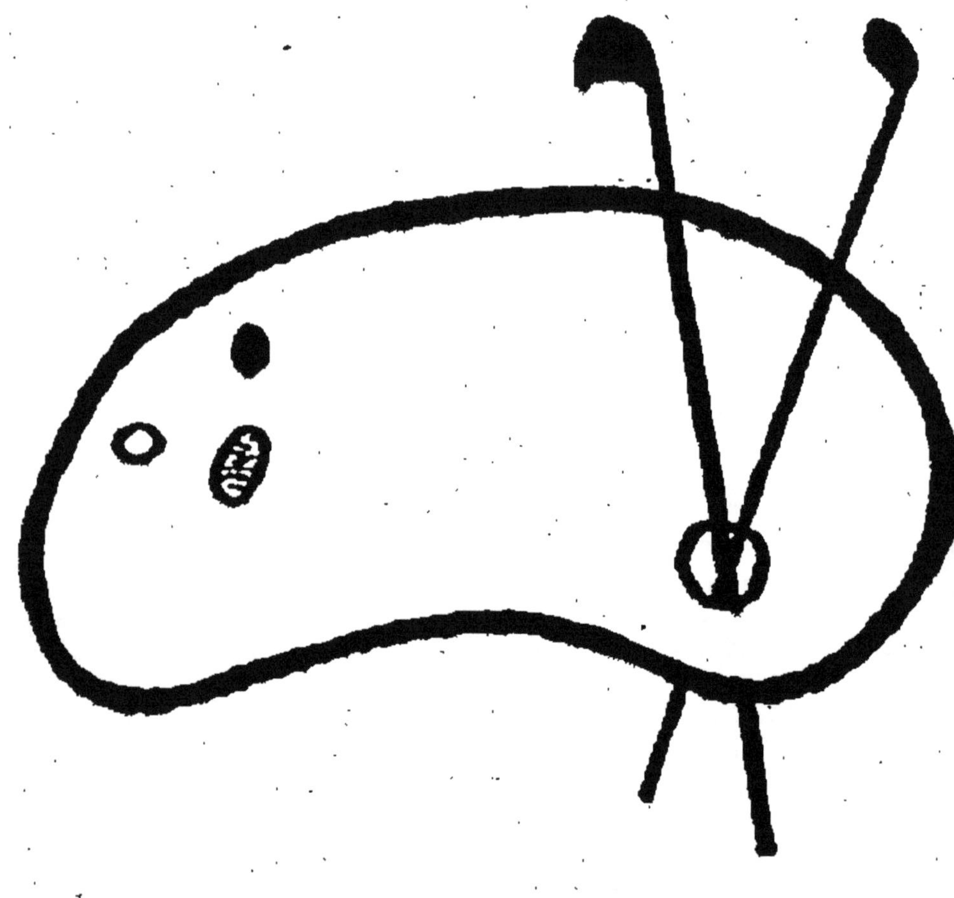

FIN D'UNE SERIE DE DOCUMENTS
EN COULEUR

La Bretagne et les Pays Celtiques, Série in-8, XI

ÉMILE GILLES

# LE PAYS DE PONTIVY EN 1830

## ESSAI SUR LA TOPOGRAPHIE PHYSIQUE ET MÉDICALE de la ville de Pontivy

PAR

J. POMMIER
Chirurgien aide-major au 6e régiment de dragons,
Membre correspondant de la Société de Médecine de Tours,

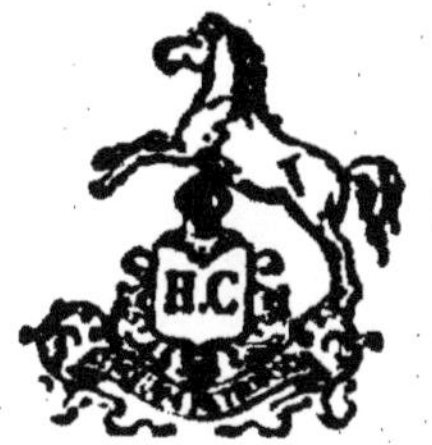

PARIS
LIBRAIRIE ANCIENNE HONORÉ CHAMPION
ÉDOUARD CHAMPION
5, quai Malaquais

1916

# LE PAYS DE PONTIVY EN 1830

## Essai sur la topographie physique et médicale de la ville de Pontivy

Par J. POMMIER,

Chirurgien aide-major au 6e régiment de dragons,
Membre correspondant de la Société de Médecine de Tours.

Le mémoire que nous présentons ici fut écrit vers 1830. Nous le donnons, non point d'après le manuscrit original — nous ignorons ce qu'il est devenu — mais d'après une copie provenant de la bibliothèque du docteur Daguillon [1], qui avait ainsi réuni un grand nombre de documents intéressant la région.

Ce travail n'est pas une simple étude sur la médecine. C'est un tableau, brossé avec une certaine maîtrise, qui met en relief d'une façon assez originale les caractères particuliers à toute cette partie de la Basse-Bretagne dont Pontivy est en quelque sorte le centre ethnique. Aussi avons-nous cru pouvoir l'intituler « *Le Pays de Pontivy* », en reléguant au second plan le titre choisi par l'auteur : « *Essai sur la topographie physique et médicale de la ville de Pontivy* ». Nous avons d'autre part divisé cette étude en quatre parties : le Pays, la Ville, la Vie et la Médecine. Ce sont les seules modifications que nous ayons apportées dans la présentation du mémoire.

Quant au texte, il nous a fallu faire de nombreuses cou-

(1) Décédé à Pontivy en 1910, à l'âge de 80 ans.

pures dans la deuxième partie : la description minutieuse qui nous y est donnée pour certains monuments présente un intérêt par trop restreint pour lui conserver toute la place qu'elle occupe dans le manuscrit. Par ailleurs, nous reproduisons à très peu de chose près le texte intégral : nous nous sommes borné à ajouter de ci de là, au bas des pages, quelques notes personnelles.

On pourrait croire, de prime abord, que l'auteur de ce travail est originaire du pays. Il n'en est rien cependant. Mieux même, il n'habita la région qu'il décrit que pendant deux années.

Jacques Pommier est en effet né à Gray, dans la Haute-Saône, le 29 janvier 1796, de Jean Pommier et de Marguerite Chrétien.

A l'âge de 18 ans, le 21 janvier 1814, il entrait comme chirurgien sous-aide aux hôpitaux militaires de la 16e division de Lille; le 21 novembre suivant il était mis en réforme sans traitement. Mais il reprenait du service le 12 juin 1815 dans les hôpitaux ambulances de l'armée du Nord, et passait 11 jours plus tard à l'hôpital militaire des Oiseaux, à Paris : il n'y restait guère plus de deux mois, car il se vit à nouveau mettre en réforme. Nous le perdons alors de vue jusqu'au 10 septembre 1816 : à cette date il était réintégré dans ses fonctions, à l'hôpital militaire de Rennes cette fois. Ce fut son premier séjour en Bretagne : il se prolongea jusqu'au mois d'octobre 1819. Pommier rejoignit alors l'hôpital d'instruction de Lille, pour entrer le 31 janvier 1820 au Val-de-Grâce, à Paris.

Il avait alors 24 ans. Il mit à profit son séjour dans la capitale pour conquérir ses diplômes : le 14 décembre de l'année même de son arrivée il était reçu bachelier ès lettres, et le 4 avril 1822 docteur en médecine. L'année suivante il se voyait attaché comme chirurgien aide-major au 6e dragons, régiment qu'il ne devait quitter que pour prendre sa retraite.

Mais l'aide-major aimait l'étude. Il consacrait ses loisirs au travail. C'est ainsi qu'en 1828 il adressait à la Société de médecine de Tours un « volumineux mémoire » sur la topographie médicale du département d'Indre-et-Loire [1], en sollicitant le titre de Correspondant de cette association, ce qui lui fut accordé avec empressement dans la séance du 1er juillet [2].

Sur ces entrefaites, le 6e dragons partait pour Pontivy où il tint garnison du 28 avril 1828 au 3 mai 1830. C'est à ce moment que Pommier prépara l'étude qui suit et qui constitue un document précieux à plus d'un titre. On pourra y relever certes quelques erreurs : on constatera cependant que son auteur eut le plus souvent une juste perception des gens et des choses, et que son mémoire est un travail consciencieux.

En 1832, Pommier fut promu chirurgien major. L'année suivante il recevait la médaille de la ville de Paris à l'occasion du choléra et, en 1837, il était fait chevalier de la Légion d'honneur. Il passait major de 2e classe en 1841 et de 1re classe en 1842, deux ans avant d'être admis à faire valoir ses droits à une pension de retraite à titre d'ancienneté de service.

Lorsqu'il eut son brevet de pension en poche il s'établit définitivement à Tours, où il devait finir ses jours quelque trente ans plus tard. Il s'y éteignit en effet le 22 février 1870, en son domicile sis 26, rue de la Scellerie.

C'était un célibataire endurci.

Il est probable que Pommier a dû écrire sur les différentes régions où il aura été appelé à tenir garnison des monographies dans le genre de celles qu'il a données sur le pays de Pontivy et sur le département de l'Indre-et-Loire. Il eût été intéressant de les recueillir et de les réunir. Mais que sont devenues ces études ? Hélas ! il est tant de gens qui n'ont aucun respect pour les vieux papiers, que les manuscrits de Pommier, comme tant d'autres, ont bien pu être portés au pilon ou jetés au ruisseau.

Ainsi vont les choses...

Emile GILLES.

(1) On ignore à la Société de médecine de Tours ce qu'est devenu ce mémoire.

(2) Voir le tome III des Registres des délibérations de cette Société.

## ESSAI SUR LA TOPOGRAPHIE PHYSIQUE ET MÉDICALE

### De la ville de Pontivy

---

### I. — Le Pays.

L'ancien duché de Bretagne est une presqu'île située à l'ouest de la France. Ses côtes sont baignées par l'Océan. Une chaîne de montagnes que les habitants nomment épine dorsale de la Bretagne (*Heinbreiz*) la traverse dans sa longueur, de l'est à l'ouest ; elle fait suite à celle du Calvados, et envoie latéralement de nombreuses ramifications.

Le littoral de cette province est riche, fertile, bien cultivé. Sa population vit dans l'aisance ; les habitations y sont en général commodes. Des hommes robustes y élèvent des animaux domestiques de belle espèce. L'intérieur, au contraire, est couvert de landes et de bruyères. Les hommes qui l'habitent sont moins développés, environnés d'animaux chétifs et entassés dans des maisons malsaines. Leurs champs sont cultivés d'après de vicieuses routines. Sur les côtes tout marche vers l'amélioration, dans l'intérieur tout reste stationnaire. Les mœurs, les usages, le langage, le costume, ont éprouvé peu de changement depuis la réunion de la Bretagne à la France. Chaque commune a conservé son idiome spécial, ses coutumes, la forme, la couleur distinctive de ses vêtements, ses croyances superstitieuses et surtout ses fêtes particulières, accompagnées de luttes et de combats.

Laissant à une plume plus exercée le soin de décrire cette province, je me bornerai à parler d'un seul point de son étendue, de la ville la moins connue du territoire qui la compose, et qui sert habituellement de garnison à un régiment de cavalerie.

**Aperçu géologique.** — Pontivy (pont Ivy), petite ville, sous-préfecture du département du Morbihan, est situé dans une vallée étroite, sur les bords du Blavet, à cinquante mètres au-dessus du niveau de la mer. Il est en partie bâti sur la pente d'une colline inclinée, à l'ouest, vers la rivière, et qui se perd, au nord, dans les Montagnes Noires. A l'est et au sud, un petit vallon traversé par un ruisseau, la sépare d'un coteau plus considérable dont elle fait partie.

La ville repose à l'est sur un sol argileux, qui recouvre des bancs de schiste assez dur pour servir aux constructions. On rencontre à la surface quelques blocs brisés de quartz blanc. A l'ouest, sur les bords de la rivière, les fondations des maisons sont établies dans un terrain d'alluvion qui forme une petite vallée dirigée du nord au sud. Il est composé de quelques pouces de terre végétale alumineuse et de couches d'un gros gravier formé de débris de quartz blanc, de granit, de grès dur, dont on trouve des carrières à quelques lieues en remontant la rivière, et de morceaux d'un limon solidifié, qui sert de gangues à des fragments de granit, de quartz et d'argile ferrugineuse durcie. On voit des masses considérables de ce limon solidifié sur le coteau qui est à l'ouest de la ville. Elles reposent sur des bancs de schistes, traversés par des filons de quartz.

Le sommet du coteau de l'ouest est formé par de l'argile ferrugineuse rouge. On remarque en descendant la rivière une disposition géologique assez curieuse. Les rochers qui bordent la rive gauche et qui se continuent avec les montagnes situées à l'est sont formés par des couches obliques de schiste : ceux de la rive droite sont de granit et font suite aux masses de même nature qui forment la base des montagnes placées à l'ouest.

**Etat météorologique de l'atmosphère.** — Une ville située dans une vallée étroite, accessible seulement aux vents du sud et de l'ouest, encaissée entre des montagnes et placée au centre d'une province presque entièrement environnée par la mer, doit réunir aux inconvénients inséparables de sa position propre ceux qui appartiennent à la contrée dont elle fait partie. Aussi, en examinant la situation de Pontivy, on comprendra facilement pourquoi son atmosphère est toujours surchargé de vapeur d'eau, et fournit des pluies fréquentes en hiver et abondantes en été.

L'hiver y est ordinairement plus humide et plus nébuleux que froid; mais il se prolonge tard. Les longues et fortes gelées y sont rares, quoique souvent on trouve de la glace après les nuits du mois de mai et même de juin.

Le printemps commence au mois de mai; il est pluvieux. L'été n'a même pas une longue succession de beaux jours : ils semblent réservés pour l'automne et se prolongent jusqu'au milieu du mois de novembre. Pendant ces deux dernières saisons, des brouillards épais, d'odeur désagréable, s'élèvent de la rivière et des ruisseaux qui coulent dans les vallées, aussitôt que le soleil a quitté l'horizon. Ils persistent pendant la matinée jusqu'à ce que la chaleur soit assez forte pour les dissiper. Les vents du sud et du sud-ouest soufflent avec violence pendant les équinoxes et le solstice d'hiver

Ici M. Pommier donne deux tableaux météorologiques, établis d'après les observations faites pendant 12 années par M. Martel, maire et médecin de Pontivy. Nous en détachons les quelques renseignements qui suivent : les vents ont soufflé en moyenne chaque année savoir, de l'est 20 jours, du sud-est 8, du sud 102, du sud-ouest 71, de l'ouest 27, du nord-ouest 38, du nord 86, du nord-est 13. On a constaté : temps couvert, 229 journées; temps serein 136, notamment de juin à septembre; pluie 105, surtout d'octobre à février; vent 57; gelée 27 : juillet, août et septembre en ont été seuls exempts; brouillards 30, notamment de décembre à février; neige 7, de décembre à mai; orage avec tonnerre 1 par mois, sauf en mars, avril, novembre et décembre qui n'en ont pas eu.

**Rivières, eaux douces, eaux minérales.** — Le Blavet est une des plus fortes rivières qui descendent des montagnes de la Bretagne. Il prend sa source à 16 lieues de Pontivy, coule dans la direction du nord au sud, en décrivant plusieurs contours et se perd dans la mer à Hennebont. Des travaux commencés en 1804 pour le rendre navigable ont été terminés en 1826; il porte des bateaux plats. Une partie de son lit, en amont de la ville, sera comprise dans le canal de Bretagne, dont le point de jonction est fixé au-dessus de Pontivy : il établira alors une communication facile avec Nantes, Lorient, Brest. Le Blavet, à peu de distance de la ville, se partage en deux bras : un, moins considérable, retenu par une chaussée, semble être la continuation de la rivière, et communique le mouvement à deux moulins; l'autre se jette à gauche et se réunit au premier dans le faubourg. L'eau de cette rivière présente une teinte légère de vert brun, indépendante du sol; elle est d'ailleurs limpide, insipide, dissout le savon sans précipité. Elle a été reconnue de bonne qualité à l'analyse.

Plusieurs sources fournissent également, autour de la ville, une eau de bonne qualité... Quelques-unes même jaillissent entre les pavés des rues, au pied de la colline. Dans un vallon, qui est à l'est, il existe une fontaine dont l'eau a une saveur styptique et alumineuse, plus prononcée pendant l'été que durant les autres saisons. C'est la seule source d'eau minérale qui soit connue dans les environs.

**Nature et culture du sol.** — Le territoire de l'arrondissement de Pontivy est montueux et de nature argileuse à sa surface; la moitié en est inculte. La terre cependant y est légère, facile à remuer et partout susceptible de donner des produits, même sur le sommet des montagnes, où quelques espèces d'arbres trouvaient il y a peu d'années leur nourriture entre les rochers qui les couronnent. L'autre partie est, de temps immémorial, partagée en champs de petite dimension, entourés de fossés dont la terre entassée sur un des côtés forme un mur soutenu par des chênes émondés et des broussailles. Quelques-uns de ces fossés, plus larges, servent de chemins : chaque année, ils sont couverts de bruyères et d'ajoncs coupés, dont les débris, mêlés à la terre, forment un terreau qui sert d'engrais. Dans quelques endroits, la roche est mise à nu; dans d'autres, l'eau amassée a formé des mares qui les rendent impraticables même pendant l'été. Ce sont les chemins de la Basse-Bretagne, maudits par La Fontaine.

Les environs de la ville, surtout près de la rivière, sont bien cultivés. Vus d'un lieu élevé, pendant le mois d'août, ils ressemblent à un grand jardin dont les compartiments colorés en jaune par les moissons, ou en blanc par les fleurs de sarrazin, sont séparés par une bordure de feuillage, et contrastent avec le vert tendre de la prairie et le vert plus foncé des landes d'ajonc et de fougère. Si on s'éloigne de la rivière, on trouve des terres sans culture, une campagne agreste, dont les sites pittoresques, quelquefois sauvages, ne sont pas sans beauté. On sent qu'ils doivent avoir quelques charmes pour l'homme dont ils ont frappé les premiers regards, et l'on conçoit que le Breton abandonne des contrées plus riches et d'un aspect plus riant, pour revenir au milieu de ses montagnes et de ses bocages.

On ne rencontre pas, au centre de la Bretagne, ces grandes exploitations agricoles, si communes dans la Beauce et la Normandie. Les fermes y sont ordinairement de cent cinquante à deux cents francs; celles de six et huit cents francs sont très belles, celles de douze cents francs sont très rares. Dans presque toutes ces propriétés, le fonds de la terre appartient au rentier ou seigneur, les bâtiments et les arbres au colon ou tenancier. Telle est la nature du domaine congéable, dont on ne trouve d'exemple que dans cette province. Le propriétaire et le tenancier, étant dans une dépendance mutuelle, ne cherchent pas à améliorer une terre qui ne leur appartient pas en propre et qu'ils perdront aussitôt qu'il plaira à l'un des deux d'acheter la part de l'autre après estimation d'arbitres.

C'est inutilement que les agriculteurs instruits cherchent à introduire, dans cette contrée, les méthodes de culture que l'expérience a fait reconnaître préférables à l'assolement de trois années généralement suivi. La première année, la terre est ensemencée en seigle ou en blé ; la seconde, elle reçoit de l'avoine; la troisième du sarrazin, et rarement de la pomme de terre ou du lin. Lorsque le champ a été cultivé deux fois de cette manière, pendant six ans, on le laisse en repos durant un égal espace de temps. Alors le genêt à balai et surtout l'ajonc y croissent naturellement, et il devient un parc pour les bestiaux.

Les sociétés d'agriculture condamnent cette habitude de laisser en jachère de bonnes terres, qui, si elles recevaient une plus grande quantité d'engrais, pourraient donner chaque année une récolte variée; mais pour obtenir cette plus grande quantité d'engrais il faudrait élever et nourrir un plus grand nombre de bestiaux et construire de nouveaux bâtiments pour les recevoir. Le colon d'une petite ferme ne pourrait faire ces dépenses, quelque faibles qu'elles soient. Aussi un écrivain breton a dit avec raison : « Si la Bretagne est pauvre parce qu'elle est mal cultivée, elle est mal cultivée parce qu'elle est pauvre ».

Lorsque le canal de Nantes à Brest sera terminé, la facilité que les cultivateurs trouveront à transporter dans les départements voisins les produits de leurs terres, les engagera probablement à tenter d'obtenir de plus abondantes récoltes. Jusqu'à ce jour elles ne pourraient que difficilement sortir de l'arrondissement, et elles sont en rapport avec les besoins de la population qui est habituée à la frugalité.

**Végétaux.** — L'espèce de froment plus particulièrement cultivée dans les environs de Pontivy est le blé de mars (1); l'épi barbu, peu développé, contient des grains petits, rougeâtres... La culture d'une seconde variété, à grains également petits, et qui est semée en automne, est moins étendue (2). Le seigle entre pour beaucoup dans la nourriture

(1) Pour abréger, nous supprimons les noms latins.

(2) En 1806, sur les 45 communes qui composaient l'arrondissement, il y en avait 20 qui ne récoltaient pas encore de blé. (D'après le rapport mentionné dans la note qui suit, rapport que nous avons sauvé du ruisseau et renvoyé aux Archives départementales.)

des habitants. Les deux variétés noire et blanche de l'avoine réussissent bien dans le sol de cette contrée. Le sarrazin ou blé noir est semé au mois de juin et récolté au mois de septembre. C'est la récolte à laquelle le cultivateur breton prend le plus d'intérêt. L'année où le sarrazin vient mal est une année de disette; car c'est la nourriture des habitants depuis deux siècles. Cette plante s'accommode bien de l'état météorologique de la Bretagne. Son grain exige peu de préparation pour être converti en aliment, la paille qui le supporte fournit un bon engrais.

Les habitants de la campagne commencent à apprécier la pomme de terre; ce précieux tubercule est cultivé dans toute la France, et cependant il est encore inconnu dans cette contrée (1). La variété la plus commune est la pomme de terre jaune; on l'emploie comme fourrage pour les vaches pendant l'hiver. Quelques pièces de terre appartenant à des propriétaires de la ville ont reçu des graines de trèfle incarnal, qui est bien venu. Les cultivateurs du voisinage n'ont pas été tentés d'imiter cette innovation. Les prairies artificielles de graminées sont plus communes; elles sont ordinairement situées sur le penchant des coteaux un peu humides : ce sont des champs que l'on a ensemencés avec des graines prises dans les greniers à fourrage. Le foin qu'elles produisent est de bonne qualité, mais les cultivateurs le coupent trop tard, c'est-à-dire lorsqu'il est privé d'une partie de sa graine, et que sa tige, trop desséchée, a perdu tous ses sucs.

La culture du lin est très négligée, ainsi que celle du chanvre.

Les végétaux dont la culture exige des soins plus particuliers ne sont pas connus dans l'arrondissement... non plus que dans le centre de la Bretagne. Ceux qui paraissent sur

(1) Dans un rapport du 28 octobre 1819 sur la statistique des récoltes dans l'arrondissement de Pontivy, Le Bare, sous-préfet, évalue pour cette année la récolte des pommes de terre dans sa circonscription à 28.000 Hl. Il ajoute : « La pomme de terre, ce pain tout fait, prend la plus grande faveur; et on la voit de toute part, maintenant, sans que ce soit, en général, au détriment des grains ».

les marchés sont apportés de la côte... La population n'emploie généralement pour les besoins de la cuisine que des choux, des poireaux et des oignons, seuls légumes que l'on trouve, avec la pomme de terre, dans le petit jardin de l'habitant de la campagne. Les plantes potagères cultivées par les jardiniers sont deux variétés de chou, le chou de Milan et le chou-pomme, la carotte, le poireau, le navet, la pomme de terre, variétés jaune et rouge et longue, le pois, le haricot, la laitue, la chicorée, la scorsonère, le céleri. L'ail, le persil, le cerfeuil, assaisonnements dont les habitants de la campagne ne font jamais usage et que les artisans emploient rarement, se trouvent plus particulièrement dans les jardins des habitants aisés, dont quelques-uns possèdent, outre les légumes cultivés par les jardiniers, des carrés d'asperges, d'artichauts, et bien rarement une couche, où quelques plants de melons viennent avec peine.

Les recherches faites par le très petit nombre des botanistes qui ont exploré les environs de Pontivy ne leur ont fait encore découvrir aucune plante qui ne se trouve dans la flore des environs de Paris. Parmi les plantes usitées en médecine, la digitale pourprée est la plus commune ; elle croît dans les champs abandonnés, sur les talus, au milieu des broussailles. La pensée sauvage vient en grande quantité dans les champs de blé. Les plantes aromatiques sont rares, même sur les montagnes, qui sont couvertes de bruyères.

La plante que l'on trouve partout dans cette contrée, qui se rencontre au milieu des bruyères, sur les montagnes, et qui s'empare des terrains sans culture et des champs en jachère, est l'ajonc d'Europe. Il recouvre la moitié de la superficie du sol de la Bretagne ; ses grosses tiges servent au chauffage. Les rameaux coupés avec ceux du genêt à balai sont déposés dans les chemins pour former de l'engrais. Ses sommités, contuses dans des auges de pierre au moyen de pilons en bois, deviennent une nourriture agréable pour les jeunes chevaux et le bétail; enfin les aiguillons de ses feuilles forment des haies impénétrables.

La ciguë est la seule plante vénéneuse que l'on trouve en quelque quantité...

Les arbres dont les fruits ont une saveur recherchée sont inconnus dans les jardins du centre de la Bretagne. On n'y cultive que les pommiers, dont le fruit sert à faire le cidre. Si les Bretons emploient la greffe quelquefois, c'est pour se procurer quelque variété d'un fruit acide ou amer, que l'usage a fait reconnaître préférable pour donner une qualité particulière à leur boisson ; encore ont-ils trop rarement recours à ce procédé si simple de se procurer de bons produits. Ils préfèrent les châtaignes sauvages, petites, mais sucrées, que leur fournissent les arbres qui bordent leurs champs, à celles qu'ils obtiendraient par la culture.

Les pépinières ne contiennent en général que des pommiers et des arbres des forêts. Les plants de bonne espèce que l'on trouve dans les jardins de la ville sont apportés des bords de la Loire. Ces arbres sont : l'abricotier, quoique les gelées blanches des mois d'avril et de mai détruisent en une nuit l'espérance que donnait la plus riche floraison ; le cerisier, dont la variété commune, nommée guigne, commence à être cultivée par les riches laboureurs aux environs de la ville ; le figuier qui est très rare ; le framboisier et le groseillier; le noyer qui est très rare dans la campagne, quoique les habitants en aiment le fruit. Les noix que l'on consomme dans ce pays sont apportées de Nantes, et forment un objet de commerce assez important. Le sol ne paraît pas convenir au noyer, qui s'y couronne promptement. Le pêcher est exposé aux mêmes accidents que l'abricotier. On trouve dans la campagne une variété de poirier produisant des fruits acerbes et dont le suc fermenté a la saveur du vin blanc. Cette boisson doit être prise en petite quantité, car elle excite vivement l'estomac et la tête...

Le pommier s'accommode parfaitement du sol et du climat de la Bretagne : la pomme de reinette y est délicieuse ; mais elle n'est pas assez répandue, et n'est connue que des cultivateurs aisés. Quelques espèces de pommiers, dont les fruits servent à faire le cidre, fleurissent au mois d'avril, et sont souvent atteintes par les gelées; d'autres ne donnent des fleurs que vers la fin de mai : on commence à les préférer... Le prunier, cultivé seulement dans la ville, est inconnu dans les campagnes. La vigne est disposée en espalier contre les murs des maisons et des jardins de la ville exposés au sud... Le chêne, le châtaignier et le hêtre sont les arbres qui paraissent le mieux convenir au sol du centre de la Bretagne... Le rosier et le prunier sauvages sont peu communs dans cette contrée.

**Animaux.** — L'étranger qui assiste pour la première fois aux foires de Pontivy est surpris en voyant la petite taille des animaux qui y sont amenés. Ce défaut de développement tient sans doute à l'exiguïté de la nourriture et aux travaux dont ils sont accablés de bonne heure, autant qu'au type particulier de la race.

Le cheval de l'intérieur de la Bretagne est petit; sa taille est d'environ 4 pieds 2 pouces : il a la tête forte, les épaules serrées, la queue attachée bas; il est plein d'ardeur. Sa jambe est sèche et son pied sûr; il résiste bien à la fatigue des longues routes, gravit les rochers en courant, et se contente de la plus chétive nourriture après avoir travaillé toute la journée. Le jeune poulain est attelé avant deux ans à la voiture ou porte des fardeaux. On fait contracter à ceux que l'on destine à la selle l'habitude de l'amble ou du traquenard qui nuit beaucoup à la sûreté de leur allure. Les chevaux sont conservés entiers, les juments portent avant que leur accroissement soit terminé.

L'âne est extrêmement rare.

Les bœufs et les vaches sont aussi très petits; ils n'ont que 3 pieds de hauteur. Les bœufs sont bien faits, robustes; leur tête est armée de cornes aiguës et longues : ils sont attelés à la charrue et aux chariots; leur chair est bonne. Les vaches donnent assez abondamment un lait chargé de principes butyreux : les veaux sont tués très jeunes. Des agriculteurs cherchent à obtenir, par le croisement des races, une espèce bovine plus grande et plus forte : les essais qui ont été tentés font espérer qu'ils réussiront.

Les chèvres sont communes; les moutons sont petits et trouvent leur nourriture dans les bruyères : leur chair est estimée.

Les porcs viennent très gros; ils mangent beaucoup de glands; leur lard mérite d'être recherché.

Les poules, les oies, les canards sont de petite espèce.

Les landes des montagnes sont le refuge d'un grand nombre de lapins et de lièvres. Les forêts sont peuplées de chevreuils, de sangliers; les perdrix rouges et grises sont très communes; la caille est rare. Les chasseurs trouvent pendant l'hiver beaucoup de bécasses dans les bois et même dans les haies qui bordent les fossés. Les pêcheurs prennent des truites dans les ruisseaux qui serpentent entre les montagnes; ils trouvent dans le Blavet beaucoup d'anguilles, de brochets, et particulièrement une espèce de poisson nommé dard, parce qu'il s'élance avec rapidité; on rencontre aussi des tanches, des brêmes, des aloses, et quelques carpes. Avant que les déversoirs qui rendent la rivière navigable eussent été construits, les saumons étaient en grande quantité; ils ont depuis lors complètement disparu. Il ne faut pas omettre au nombre des animaux utiles à l'homme l'abeille, qui, quoique mal soignée, donne beaucoup de miel; il est vrai qu'il est d'une qualité inférieure et peu agréable au goût. La saveur âcre, un peu amère qu'il laisse dans la bouche, lui est communiquée par les fleurs du sarrazin et de l'ajonc, plante qui fleurit pendant une grande partie de l'année. Pour recueillir le miel, on sacrifie une grande partie des abeilles, dont il contient les débris.

Le nombre des animaux qui peuvent nuire n'est pas étendu : les loups et les renards sont communs dans les forêts. La vipère est très rare, quoique l'on rencontre un grand nombre de couleuvres, toujours inoffensives. Un insecte très petit qui jette l'effroi parmi les propriétaires de cet arrondissement, et dont la propagation peut occasionner les plus grands dommages à une partie de la France, est le puceron laniger ou perce-bois; il pénètre dans les jeunes pousses des pommiers, s'insinue entre le bois et l'écorce des branches, s'y multiplie à l'infini et dévore l'arbre jusqu'aux racines. Il fut, dit-on, apporté avec quelques plantes de l'Amérique.

## II. — La Ville.

**La ville de Pontivy.** — La ville de Pontivy, placée à peu près au centre des cinq départements qui ont été formés de la division de l'ancien duché de Bretagne, avait été choisie en 1805 pour être un chef-lieu de division militaire. Les chefs des diverses administrations devaient y fixer leur résidence. Le plan de plusieurs rues, ou plutôt d'une ville nouvelle, y avait été tracé. Les places publiques y étaient indiquées; une caserne d'infanterie devait être construite sur le coteau de l'ouest, au-dessus du quartier de cavalerie; la place de l'hôpital militaire était marquée au sud du vallon, près de la rivière. Ce projet a été abandonné; il n'en est resté que le quartier de cavalerie, dont un pavillon n'est pas achevé; un hôtel de préfecture non terminé; une prison, dont les murs de clôture sont imparfaits; les fondations d'un palais de justice, un commencement de promenade publique, et une grande rue assez belle.

Cette ville, dont la circonférence est de 7 à 800 toises, est d'un aspect triste; elle se compose de deux rues principales : l'une, dirigée de l'est à l'ouest, est la Grand'Rue, sans doute la plus ancienne, et l'autre, coupant la première à angle droit. La partie du sud porte le nom de rue Royale, c'est la rue nouvelle; au point de jonction est la place publique, triangulaire et étroite. D'autres rues, au nombre de douze, irrégulières ou tortueuses et plus ou moins longues, communiquent avec les rues principales; trois d'entre elles, plus larges que les autres, prennent le nom de place du Marché.

La rivière sépare le faubourg de Brest de la ville; on la

traverse sur un vieux et mauvais pont construit en bois et en pierre. Un pont en pierre établira dans quelques années une communication directe entre la Grand'Rue et la route de Brest. Ce faubourg est traversé par la partie de la rivière qui fait mouvoir deux moulins; il est formé par trois rues basses, souvent inondées pendant l'hiver; on y voit quelques tanneries. Des maisons construites sur les côtés de la route de Rennes constituent le faubourg de l'Est. Plusieurs rues sont pavées en cubes de granit, d'autres le sont en galets irréguliers de silex.

Les maisons de Pontivy, sous le rapport de leur construction et de leur distribution, peuvent être partagées en deux classes, celles qui appartiennent à la ville et celles des faubourgs. Parmi les premières, les unes, bâties récemment, sont grandes; presque toutes ont deux étages; les appartements sont bien éclairés et bien aérés. Les autres, vieilles et construites en bois, se composent d'un rez-de-chaussée sombre, humide, dont le sol est moins élevé que la voie publique, et d'un premier étage particulier, auquel on parvient par un escalier inégal, obscur et tortueux; de petites fenêtres laissent à peine pénétrer la lumière dans de vastes chambres; la cheminée, large et profonde, ne resserre pas assez la colonne d'air et la fumée, entraînée d'abord par le courant qui s'établit dans le milieu, reflue par les côtés dans les appartements.

Les habitations des faubourgs n'ont qu'un rez-de-chaussée obscur et humide : ce sont des chaumières semblables à celles des campagnes. Quelques vieilles maisons sont bâties solidement en pierres de granit. Pour les nouvelles constructions on a employé le schiste dur. La toiture est en ardoise.

Un vieux château environné de fossés plantés d'ormes, et flanqué de ses quatre tours terminées en cône, borne la ville au nord. Cette ancienne propriété des ducs de Rohan (1) ne présente rien de remarquable : les appartements ont été transformés en salle d'audience pour le tribunal et en bureaux pour la sous-préfecture.

(1) Retournée depuis à cette famille.

L'église est à l'ouest, un peu en dehors de la ville; la voûte est en bois comme dans toutes les petites églises de la Basse-Bretagne. Une halle en bois, fermée, obscure, de forme quadrilatère, à toit très élevé, a été construite pour recevoir les marchands de draps à l'époque où le commerce était entre les mains des étrangers; elle sert encore à cet usage pendant les foires. Une seconde halle, plus petite, est occupée par les bouchers (1); une troisième, non fermée, située près de l'église, est le marché aux grains pendant la semaine; elle sert d'abri aux laitières et aux marchands de poissons.

Il n'existe qu'une seule fontaine à Pontivy; elle est à l'extrémité de la ville, près du château. L'eau en est abondante et de bonne qualité; mais les habitants puisent celle qui est nécessaire aux usages domestiques dans des puits placés près de leurs maisons (2) : la prudence exigerait que les garde-fous qui environnent ces puits fussent plus élevés, car ils ne le sont pas assez pour prévenir des accidents fréquents, dont les suites pourraient être funestes.

On a créé depuis quelques années deux petits établissements de bains chauds, qui sont plus particulièrement fréquentés par les étrangers.

Le seul monument antique que l'on trouve auprès de Pontivy est une de ces grosses et longues pierres que les antiquaires nomment *menhir* (pierre debout) (3). Celle-ci est un bloc de limon durci, semblable à celui que l'on voit sur le côté de l'ouest de la ville : elle est située près du cimetière, au sud-est de l'agglomération, et paraît y avoir été transportée d'assez loin, car on ne trouve pas dans les alentours de traces d'un mélange semblable (4). Elle est environnée de masses de quartz blanc. Sa hauteur est de 5 mètres hors de terre, et sa circonférence de 6 mètres dans sa plus grande épaisseur. Les

(1) Ces deux halles furent abattues vers le milieu du XIXe siècle.
(2) Un service d'eau a été établi depuis.
(3) *Menhir* : « pierre longue », et non « pierre debout ».
(4) Il se trouve un gisement de ce poudingue à quelques centaines de mètres à peine de là, à Lestitut.

fouilles qui ont été faites au-dessous et dans les environs n'ont eu aucun résultat[1].

**Collège royal.** — Il existe à Pontivy un collège royal, qui a été établi provisoirement en 1809 dans un ancien couvent d'Ursulines. Il est situé à l'est, vers le milieu de la pente de la colline, séparé des habitations voisines et entouré de jardins. Les bâtiments forment deux carrés, réunis par un des côtés, ayant chacun une cour intérieure. Le rez-de-chaussée est occupé par les salles de classes, qui sont tristes, sombres et mal aérées, ainsi que par le réfectoire, la cuisine et la dépense.

Le premier étage est partagé en salles d'étude éclairées par plusieurs fenêtres, et chauffées en hiver à l'aide des poêles, et en appartements occupés par le proviseur, l'économe, l'aumônier; la bibliothèque, qui est peu riche, et le modeste cabinet de physique sont placés également dans cette partie.

Quatre dortoirs ont été établis dans les mansardes... Cent couchettes en fer, de formes légères, ont remplacé les bois des lits grossiers qu'on y trouvait tout d'abord... L'infirmerie contient six couchettes en fer; ces lits ont des rideaux; elle n'est pas assez vaste. Ses deux larges fenêtres sont ouvertes sur un parterre. Une petite salle de bains sera pratiquée au rez-de-chaussée. Une grande cour exposée à l'est, plantée de quatre rangs de jeunes ormes en pleine végétation, et environnée de fleurs cultivées par les élèves, est le lieu où se prennent les récréations. En hiver, les salles de classes deviennent le théâtre des amusements : on ne craint pas que la chaire massive et les bancs épais qui les garnissent puissent être endommagés.

Le régime alimentaire et la discipline intérieure sont les mêmes que dans les autres collèges royaux. La chair des animaux, bouillie ou rôtie, et quelquefois la volaille composent le dîner et le souper; la viande est remplacée les jours

(1) Voir *Au Cœur de la Bretagne (1re série)*, par Em. Gilles.

maigres par le poisson de mer, de la bouillie, des crêpes et des légumes... Depuis la fondation cet établissement contient, terme moyen, quatre-vingts pensionnaires...

**Quartier de cavalerie.** — Le quartier de cavalerie est placé sur la rive droite du Blavet. Les bâtiments dont il se compose sont disposés en carré allongé. L'espace qui les sépare est une cour de 90 mètres de large et de 180 de long. Le sol marécageux sur lequel il est bâti a été élevé de 4 mètres au-dessus des eaux moyennes de la rivière, à l'aide de terres qui ont été prises sur le flanc d'un coteau qui l'abrite des vents du sud et de l'ouest.

... Les façades du corps de bâtiment principal ont 100 mètres de long; la principale est à l'est; le rez-de-chaussée et les deux étages sont divisés en quarante-huit grandes chambres, en douze chambres plus petites ayant des cabinets, et en dix cabinets séparés. Ces chambres sont placées sur les côtés d'un corridor de 3 mètres de large, qui règne dans toute la longueur du bâtiment. Toutes les grandes chambres ont la même étendue, 9 mètres de long sur 6 de large. La hauteur varie : au rez-de-chaussée, elle est de 4 mètres; au premier étage de 3 m. 50; au second de 3 mètres. Elles sont éclairées par deux fenêtres et pourvues de cheminées...; elles contiennent neuf lits de deux hommes. Les petites chambres, qui n'ont que 6 mètres en carré, reçoivent la lumière par deux fenêtres et ont une cheminée. Elles sont destinées aux sous-officiers... La longueur des cabinets est de 6 mètres, la largeur de 3 mètres; ils ont une fenêtre. Les greniers ont été transformés en vingt chambres, placées des deux côtés du corridor : elles sont de longueur inégale, la largeur est de 6 mètres. Le plafond, d'abord élevé de 3 mètres, s'abaisse pour s'accommoder à l'inclinaison de la toiture... Les chambres du rez-de-chaussée sont occupées par les chefs-ouvriers et leurs ateliers, par des magasins, des cantines, les cuisines, l'école d'enseignement mutuel et la salle d'armes. Quelques-unes sont pavées en dalles de granit, le sol des autres est en terre argileuse battue; ces dernières sont très humides et froides. Les cuisines sont grandes, spacieuses, pourvues de fourneaux dont les trois foyers chauffent six marmites. Deux chambres des mansardes sont affectées à l'infirmerie. L'une, de douze mètres de longueur, est destinée aux galeux : ... elle contient six lits. L'autre est occupée par les cavaliers atteints de maladies vénériennes et de blessures... Les quatre lits qu'on y a placés ne suffisent pas toujours. La prison et la salle de police ont été placées sur la voûte de la porte d'entrée principale...

Deux pavillons, placés sur les côtés du bâtiment principal, en sont éloignés ainsi que des écuries par un espace de 0 mètres; celui qui est au nord est terminé. Le rez-de-chaussée et ses deux étages sont partagés en appartements vastes, commodes, bien éclairés, qui sont occupés par les officiers chargés de l'administration et leurs bureaux. Les mansardes servent de magasins. Le pavillon du sud, élevé jusqu'au premier étage, n'est point terminé.

Les écuries sont placées au sud, à l'ouest et au nord, sur les trois côtés du parallélogramme, dont le bâtiment principal et les deux pavillons forment le quatrième côté. Le sol sur lequel elles sont construites est élevé d'un mètre au-dessus des terrains voisins. Elles sont ombragées par deux rangs d'arbres placés dans la cour et à l'extérieur.

... Le sol de la cour est argileux; il s'imprègne de l'eau qui séjourne à sa surface par défaut de pente convenable. Il serait nécessaire qu'elle fût couverte de gravier, et que l'espace qui sépare la caserne de la rivière fût pavé. Pendant l'hiver il est sillonné par de profondes ornières où l'eau s'amasse. Ce quartier est bien aéré; l'intérieur en est convenablement éclairé. Il est peut-être trop rapproché de la rivière, qui est presque toutes les nuits couverte de brouillard. Les maladies dont les militaires sont atteints ne paraissent cependant pas dépendre de cette position spéciale. Elles affectent, comme celles des autres habitants de Pontivy, le caractère de la constitution régnante. Depuis le mois d'avril 1828, les fièvres intermittentes tierces, avec récidives fréquentes, ont été les affections les plus communes. Les fièvres intermittentes pernicieuses et les ophtalmies se sont plus particulièrement manifestées chez les personnes qui habitent les chambres du rez-de-chaussée, dont le sol est en terre battue. Le type intermittent, non régulier, s'est fait remarquer dans les fièvres qui précédaient ou accompagnaient les diverses inflammations des viscères et de la peau.

**La prison.** — La prison est le seul des édifices publics de la nouvelle ville qui ait été terminé. L'architecture en est sévère et répond à sa destination. Sa distribution indique que l'architecte a su allier aux précautions exigées par la sûreté publique celles que l'humanité réclame en faveur des malheureux qui doivent l'habiter.

La cour intérieure, pavée en dalles de granit, est de forme carrée. Ses dimensions sont de 12 mètres en tous sens; elle est environnée par une galerie couverte, de 2 mètres de large; un bassin de 3 mètres de diamètre en occupe le milieu. Il reçoit de l'eau versée par une pompe. Deux des côtés du rez-de-chaussée, qui est un peu élevé au-dessus du niveau de la cour, sont divisés chacun en quatre chambres de 4 m. 50 en carré. Dans le troisième côté, qui est en face de la porte d'entrée, on a construit la chapelle et six cachots... A côté du préau, qui sépare la porte d'entrée de la grille, sont demeure du concierge et du corps de garde.

Au premier étage, la galerie couverte, les treize chambres et six cachots qui en occupent les côtés sont de même dimension qu'au rez-de-chaussée. Les chambres sont éclairées par une large fenêtre ouverte sur la galerie. Celles qui sont pratiquées dans les angles du bâtiment reçoivent la lumière par des fenêtres ménagées à 3 mètres de hauteur sur le chemin de ronde intérieur. Elles ont une cheminée. Les soupiraux des cachots sont aussi percés sur le chemin de ronde, qui a été ménagé aux deux étages entre les deux murailles ; il est éclairé par plusieurs fenêtres.

Chaque chambre contient un lit de camp dont le plan incliné est, à sa partie la plus déclive, éloigné du sol à la distance d'un mètre. Elle doit renfermer quatorze prisonniers. Comme ils ont l'habitude de se fabriquer des coussins de paille, qui couvrent plus d'espace que le règlement n'en accorde, quelques-uns sont quelquefois dans la nécessité de coucher sous le lit. Quelques chambres du premier étage sont pourvues de lits. Une d'elles est l'infirmerie des détenus civils; une autre reçoit les militaires affectés de gale, car les maladies plus graves sont traitées à l'hôpital.

Cette prison... sert de maison d'arrêt pour le tribunal et de maison de détention pour les militaires condamnés par cinq divisions. Le rez-de-chaussée est plus particulièrement occupé par ces derniers. Le nombre des détenus militaires varie de 120 à 150. Le régime alimentaire se compose de la ration de pain ordinaire et d'une soupe aux légumes le matin. Les prisonniers reçoivent, en outre, chaque jour, douze centimes et demi, qu'ils emploient à acheter d'autres aliments et du tabac. Il est à regretter que les militaires détenus dans cette prison n'aient, durant la journée, aucune autre occupation que celle de jouer, de faire des armes ou de raconter l'histoire de leur condamnation...

**L'hôpital.** — L'hôpital fut fondé, en 1630, par l'évêque de Rohan, seigneur de la ville. Il est placé au fond d'un vallon, sur le bord du Blavet, dans cette partie du faubourg de l'ouest qui est comprise entre les deux bras de la rivière. Il se compose de trois corps de bâtiments réunis entre eux, à l'angle, de manière qu'ils décrivent un Z. La plus considérable de ces trois constructions a été bâtie en 1828, pour recevoir spécialement les militaires. Ses façades, exposées à l'est et à l'ouest, sont régulières et d'assez belle apparence. L'intérieur est divisé au rez-de-chaussée en trois salles, dont la largeur est de 8 mètres et la hauteur de 4... Une belle salle de 40 mètres de longueur occupe tout le premier étage. Trente-deux lits sont placés entre les quatorze fenêtres qui l'éclairent... L'extrémité sud de ce corps de bâtiment contient, au rez-de-chaussée et au premier, deux petites chambres qui pourront être occupées par des officiers malades... Les latrines ont été adossées à cette partie de l'établissement. Le procédé suivi dans leur primitive construction était vicieux : elles exhalaient continuellement une odeur excessivement infecte. On les a remplacées par des chaises percées, disposées près des lits des hommes les plus gravement malades.

Le second corps de bâtiment a ses façades au nord et au sud ; c'est l'ancien hôpital ; la chapelle occupe son extrémité de l'est. Dans la partie opposée sont, au rez-de-chaussée, la cuisine et la dépense; une salle de 13 mètres de long sur 6 de large occupe l'espace intermédiaire. Le sol en est pavé en dalles de granit; mais les 10 lits qu'elle contient sont placés sur un plancher circulaire... Elle est réservée pour les prisonniers malades. Le premier étage est partagé en cellules et en chambres pour le Conseil d'administration, la lingerie et la pharmacie. Une salle de 16 mètres de long sur 4 de hauteur et 6 de large, correspond à celle du rez-de-chaussée... Elle est destinée aux femmes... Les greniers ont été convertis en mansardes... qui reçoivent 29 lits; elles ne sont pas occupées.

La troisième partie du bâtiment, dont les façades sont à l'est et à l'ouest, comprend un rez-de-chaussée, un cellier et une salle de travail pour le tissage de la toile, séparés par un portail, qui sert de passage public (1) ; au premier étage, sont deux salles de travail pour les enfants et le magasin de leur ouvrage ; dans les trois chambres des mansardes... sont disposés 42 lits de différentes grandeurs, pour les orphelines et de petites filles dont les parents sont dans la misère...

Cet hôpital, lors de sa fondation, était destiné à 24 malades; par les augmentations successives qui ont été faites, et surtout depuis la construction d'un nouveau bâtiment, il peut recevoir 72 militaires, 10 prisonniers, 12 hommes malades civils, 40 femmes et 40 enfants du sexe féminin. Ces enfants

(1) C'était une ancienne porte de la ville fermant le pont.

sont occupés particulièrement à filer la laine et à tricoter; leur ouvrage est vendu au profit de l'établissement. Les enfants abandonnés n'y sont pas admis. Le service médical est confié à un docteur en médecine et à un officier de santé; une sœur est chargée de la pharmacie...; un seul infirmier est employé au service des salles.

La maison est administrée par cinq sœurs, dames Saint-Thomas, sous la direction de cinq membres du Conseil municipal. Le revenu de l'hôpital consiste en une somme prélevée sur l'octroi de la ville, en rentes de quelques petites propriétés, dans le produit du travail des enfants, et surtout dans les sommes provenant des journées des malades militaires.

## III. — La Vie.

**Population, naissance, décès.** — La population de la ville de Pontivy est de 5.400 habitants : 3.400 appartiennent à la ville, le reste est dispersé dans les hameaux environnants (1).

Le terme moyen des naissances par année est de 228, savoir 118 garçons et 110 filles, dont 13 illégitimes (2).

Il meurt par an, proportion moyenne, calculée sur dix années, 211 individus, dont 121 du sexe masculin.

Le quart des enfants a cessé d'exister avant deux ans; le tiers n'atteint pas l'âge de 7 ans. La mortalité, dans le jeune âge, porte plus particulièrement sur le sexe masculin. Sur 22 personnes qui naissent à Pontivy il en meurt : avant 2 ans, 6; de 2 à 7 ans, 2; de 7 à 20 ans, 2; de 20 à 25 ans, 3; de 35 à 60 ans, 4; après 60 ans, 4; après 80 ans, 1.

Dans l'espace de 10 ans, j'ai trouvé 3 centenaires, c'étaient trois femmes.

En faisant abstraction de trois enfants mort-nés, et du

(1) En 1913, la population agglomérée était de 7.460 et la population totale de la commune de 9.421 habitants.

(2) De 1901 à 1906, on a compté en moyenne par année : 231 naissances, dont 122 garçons et 112 filles, avec 17 enfants naturels.

nombre des décès qui appartiennent à la prison et à la garnison, qui est de 12 par année commune, il reste 215 décès portant sur une population de 5.400 âmes : c'est dans la proportion d'un mort par an sur 25 habitants. A Paris, la mortalité est d'un sur 32; à Tours, d'un sur 35[1].

**Constitution physique, régime alimentaire, habitations.** — Ce n'est jamais dans la partie de la population qui possède la fortune, ou qui s'en procure par son industrie, qu'il faut chercher les traits physiques et moraux qui caractérisent les habitants de nos provinces. Ces caractères ont dû nécessairement être altérés par les progrès de l'instruction, par les communications avec les étrangers, par les voyages et surtout par l'influence que Paris exerce sur les usages des départements assez éloignés. Aussi, quoique les habitants de l'intérieur des villes de la Bretagne aient conservé un peu de ce type moral que la nature ou d'anciennes institutions impriment toujours aux hommes originaires d'une même contrée, on en aurait cependant une idée fausse, si on les jugeait d'après les descriptions générales, quelquefois peu exactes, qui ont été faites des habitants des campagnes.

Etudiée sous le triple rapport des vêtements, des habitudes, de la vie intérieure et des relations sociales, la première classe de la société dans Pontivy, celle qui jouit de la plus grande aisance, ne présente avec les habitants des petites villes du centre de la France, que de légères différences, dont je ne m'occuperai pas, puisqu'elles n'ont aucune influence sur la santé ; je ne parlerai que du régime alimentaire, qui est très frugal. Le déjeuner se compose de pain de seigle auquel on unit du beurre, du lait doux ou caillé ; à dîner, la soupe au bœuf est suivie du bouilli; au souper, le rôti et la salade sont de fondation. Le vendredi et le samedi, le poisson de mer, les légumes, et surtout les crêpes dans le lait aigre, ou la bouillie

(1) De 1901 à 1906, il y a eu en moyenne chaque année 221 décès, dont 31 d'enfants âgés de un jour à un an et 13 mort-nés.

d'avoine sont substitués à la viande : ce régime, suivi exactement, n'est enfreint que dans quelques circonstances rares. Le cidre est la boisson ordinaire; le vin dont on fait usage vient de Bordeaux ou de Provence. On rencontre, dans la classe moyenne, les habitudes du pays, alliées à celles d'une civilisation plus avancée, et des besoins plus étendus avec plus d'activité pour les satisfaire. Le régime alimentaire est à peu près le même que celui dont il vient d'être fait mention.

Dans la classe inférieure, celle qui, privée des faveurs de la fortune, doit à un travail pénible et constant le pain qui soutient son existence, chez les laboureurs et les artisans, on trouve les usages et les mœurs de l'ancienne Bretagne : je m'occuperai plus particulièrement de cette partie de la population qui est la plus nombreuse, et chez laquelle les caractères de localité sont le plus prononcés. Une taille petite qui dépasse rarement 5 pieds, une charpente osseuse très forte; les os des membres gros et donnant insertion à des muscles grêles, rarement recouverts de tissus adipeux; la figure ovale, l'œil noir et bien fendu, le nez aquilin, la bouche garnie de dents blanches; la tête couverte de cheveux châtains bruns, tombant sur les épaules; le teint pâle, une physionomie qui exprime l'indifférence et la mélancolie, tel est le portrait du paysan des environs de Pontivy. Mais si à une alimentation plus substantielle il ajoute un peu d'exercice de son intelligence, cette physionomie, dont les traits sont naturellement beaux, prend de l'expression; le regard devient plus assuré; la charpente osseuse, qui se développe davantage, reçoit des muscles plus épais, plus forts; les membres s'arrondissent, et cet enfant de la Bretagne prend tout l'accroissement dont son espèce est susceptible, et qui est trop souvent arrêté par les travaux et la misère.

Le paysan Breton vit dans des hameaux, quelquefois à une grande distance du centre de la commune, nommé bourg. Ce bourg n'est pas un village formé par la réunion d'un grand nombre de maisons, comme dans la majeure partie des départements de la France : il se compose de l'église, de la cure, habitation modeste, et de huit à dix chaumières, dont la moitié sont des cabarets; les autres sont habitées par des ouvriers ou les industriels du pays. Aujourd'hui encore, dans tous ces villages, le cimetière environne l'église; la terre, qui s'est augmentée des débris des générations qui sont venues s'y confondre depuis plusieurs siècles, est plus élevée que la voie publique, dont elle est séparée par une muraille. Quelques ifs antiques ou un chêne séculaire l'ombragent de leur feuillage. On arrive au centre du bourg par des chemins fangeux, véritables lacs de boue, qu'on ne franchit, par un temps sec, qu'en sautant sur les blocs de pierre qui ont été placés de distance en distance pour former un trottoir. Les autres hameaux répandus dans la campagne offrent quelques différences sous le rapport de leur étendue et du nombre des édifices communs qui leur appartiennent; mais la partie qui est occupée par le cultivateur et sa famille présente constamment des dispositions intérieures identiques, qu'il est intéressant d'étudier si l'on veut se rendre compte de l'influence exercée par les habitations sur la santé de l'homme et des animaux.

Une seule pièce occupe toute l'étendue de la chaumière; elle est partagée transversalement en deux parties par une muraille, une cloison, une claire-voie, et quelquefois seulement par une poutre couchée à terre. L'une est la chambre commune, l'autre est l'étable; elles communiquent par une porte toujours ouverte. Dans l'étable, les bœufs et les vaches, attachés à un piquet, enfoncent jusqu'au jarret dans leurs excréments, et cherchent leur maigre nourriture sur le fumier, qui n'est enlevé qu'après quelques mois pour être entassé à la porte de l'habitation. Les chevaux, tenus avec autant de négligence, ont cependant une mangeoire. La chambre commune reçoit la lumière par une fenêtre; petite et toujours unique, pratiquée du même côté que la porte : toutes deux sont fermées pendant l'hiver; alors elle n'est éclairée que par une ouverture ménagée dans le volet. Le sol inégal est en terre et continuellement recouvert des ordures apportées de l'étable. Le plafond, élevé de six à sept pieds, est formé par des poutres supportant des planches juxtaposées ou des perches chargées de fourrage et de provisions. La cheminée, très large, garnie de deux escabelles, est à l'extrémité opposée à l'étable.

L'ameublement ne répond que trop à la structure et à la distribution de ces misérables chaumières : il consiste en plusieurs caisses adossées à la muraille, et soutenues à deux pieds de terre par des pilastres qui se prolongent jusqu'au plafond ; elles sont ordinairement sculptées, ainsi que la corniche. Les volets qui ferment l'ouverture par laquelle on arrive aux lits qu'elles contiennent, sont ordinairement à jour, et glissent dans une coulisse. La couche se compose d'une paillasse épaisse de deux pieds, d'un large sac garni de balle d'avoine et tenant lieu de matelas ; de deux draps grossiers et d'une balline, grosse toile d'étoupe, qui ne garantit pas du froid. C'est dans ce lit, trop court et mal aéré, que le paysan breton va chercher le repos, en abandonnant son corps à des milliers d'insectes dévorants qui y ont fixé leur séjour. Malheur à l'étranger qui croit y trouver le sommeil ! Ces couches élevées sont précédées de coffres qui servent de marchepied pour y parvenir, de garde-robe pour les habits et de bancs pour s'asseoir. Une table massive, un coffre servant de laiterie, un buffet orné de quelques pièces de faïence commune, des écuelles en bois ou en terre pour l'usage journalier, quelques vases pour contenir l'eau, et la plaque de fer sur laquelle on prépare les crêpes, complètent le mobilier.

L'isolement dans lequel le paysan breton passe sa vie est une des principales causes de son ignorance. Privé de recevoir les pensées de ses voisins et de leur communiquer les siennes, jamais la conversation ne stimule son intelligence et ne lui fait sentir la nécessité de s'instruire pour obtenir quelque adoucissement à sa condition. Se trouvant assez riche du petit nombre de connaissances que ses aïeux lui ont transmises sur l'agriculture et sur les moyens de satisfaire ses besoins, il dédaigne d'en étendre le cercle. S'il n'a pas été doué par la nature de cette vivacité d'imagination que l'on remarque chez les habitants du Midi, il en a reçu une grande ténacité dans les idées, que l'on nomme opiniâtreté et qui devient blâmable lorsqu'elle accompagne l'ignorance, mais qui constitue une qualité précieuse chez l'homme qui se livre à l'étude des sciences : aussi voit-on la jeunesse bretonne parcourir cette carrière avec succès.

Frugal, dur pour lui-même et les siens, le paysan de la Bretagne s'impose des privations continuelles. Le fermier dans l'aisance partage la nourriture de ses valets. Le seul avantage qu'il apprécie est celui de se procurer plus de boisson et d'eau-de-vie; c'est le luxe des campagnes. En hiver, avant le jour, en été, après deux ou trois heures de travail, il déjeune avec des tranches de bouillie d'avoine arrosée de lait aigre chaud. Le dîner se compose d'une bouillie d'avoine ou de crêpes de farine de sarrazin trempées dans le lait aigre froid, et d'une tranche de pain de seigle enduite de beurre. Il mange une semblable beurrée au troisième repas. Le soir, la table se charge d'une soupe de pain noir ou aux crêpes, dont le bouillon a été préparé pour quatre ou cinq jours, avec quelques feuilles de choux ou une tige de poireau, un peu de beurre ou de graisse, du sel et beaucoup d'eau. Les jours maigres et en carême, il remplace cette soupe, qu'il nomme soupe à l'eau, par un ragoût de pommes de terre accommodées au lait. La source voisine fournit le liquide dont il s'abreuve, à moins qu'une grande abondance de cidre permette au cultivateur d'en boire quelques verres au repas du soir, et d'en gratifier ses ouvriers : cette générosité est la récompense d'un travail assidu.

Les artisans de la ville suivent le même régime alimentaire ; mais le dimanche ils préparent de la soupe au bœuf dont le bouillon est ménagé pour trois jours; la viande bouillie est consommée dans un seul repas. Ils aiment d'ailleurs le cidre et les liqueurs fortes, et laissent au cabaret l'argent qui pourrait améliorer le sort de leurs femmes et de leurs enfants.

La bouillie d'avoine, dont l'usage est si général en Bretagne, se prépare en faisant macérer l'avoine concassée dans une certaine quantité d'eau, qui se charge de la fécule. On passe au tamis avec expression; on ajoute l'eau nécessaire et un peu de sel, et on fait cuire jusqu'à consistance requise. Quelquefois on l'obtient par une digestion de quinze à dix heures : elle contracte dans cette dernière opération une saveur acidule qui plaît aux habitants de la campagne.

Pour faire les crêpes de farine de sarrazin, on pétrit cette farine, dont on ne sépare pas toujours le son, avec de l'eau et un peu de sel. Lorsque la pâte est homogène, on la réduit en bouillie par l'addition d'une nouvelle portion d'eau, et l'on en verse une certaine quantité sur une plaque de fer très chaude, dont la surface a été frottée avec un nouet de linge contenant un peu de beurre : il en résulte un feuillet plus ou moins mince. Ce mets, dont l'usage est commun à toutes les classes de la société, est indispensable aux campagnards. Ils le préfèrent à tout autre. Un jour passé sans avoir mangé de crêpes est un jour de privation.

Le cidre, boisson ordinaire du pays, est le suc exprimé des pommes et soumis à la fermentation alcoolique. Pour l'obtenir, on pile les fruits dans une auge de pierre avec un maillet en bois. La pulpe est placée ensuite sous le pressoir par couches, que séparent des lits de paille longue, dont les extrémités sont relevées sur les côtés pour soutenir la masse entière. On fait agir le pressoir sur cette masse, à plusieurs reprises, jusqu'à ce que tout le suc soit exprimé. De là, et sans addition d'eau, il est déposé dans des futailles où il fermente. Mais ces futailles, rarement neuves, ne sont pas toujours propres. Quelques-unes même ont contenu du vin, de l'alcool, du vinaigre ou des liqueurs aromatisées, circonstances qui ne sont pas sans influence sur la saveur du cidre. Comme le laboureur emploie les fruits que lui donnent les arbres de ses champs, tels qu'ils sont, sans mélange raisonné, il en résulte dans le commerce autant de qualités de cidre qu'il y a de propriétaires, et peut-être autant qu'ils ont de futailles. Tantôt cette boisson est douce et acidule; d'autres fois, elle est aigre, acerbe, plus ou moins alcoolique : les habitants de la campagne la préfèrent lorsqu'elle est acerbe...

La frugalité de la table des Spartiates est certainement surpassée par celle des paysans bretons. Leurs aliments sont de la composition la plus simple : la bouillie d'avoine a une saveur non moins désagréable peut-être que le brouet noir. Ce n'est pas que ces modernes pythagoriciens ne fassent cas du régime alimentaire animal, et qu'ils ne se dédommagent quelquefois des privations que la coutume leur a imposées. Lors des repas extraordinaires, ceux qui, par exemple, ont lieu en hiver pour les noces, ils chargent avec avidité leur estomac de viandes de bœuf et de porc bouillies ensemble, et les arrosent de fréquents verres de cidre. Ce régime alimentaire ne convient pas à des hommes livrés aux pénibles travaux de l'agriculture. Une dépense de forces continuelle, nécessitée par de grands efforts musculaires, exigerait une alimentation plus substantielle.

Il est pénible, après avoir fait l'éloge de la frugalité habituelle du paysan breton, d'être obligé de citer par compensation son penchant à l'ivrognerie, malheureux défaut, qui est si étendu et qu'enfante l'ignorance. L'homme privé des plaisirs qui lui arriveraient par la culture de l'intelligence, ne peut chercher que les sensations grossières attachées à la satisfaction de ses besoins et qui caressent ses sens internes. Le dimanche, le Breton se rend au bourg où est l'église, et passe au cabaret le temps qui s'écoule entre les offices. Il y rentre encore lorsqu'ils sont terminés, pour accabler sa raison sous l'action du cidre et de l'eau-de-vie, dont il est très gourmand. S'il va à la ville, les jours de foire et de marché, c'est pour n'en revenir que le soir, guidé par son cheval à jeun ; quelquefois même, le pauvre animal, chargé de l'homme, de la femme et d'un enfant, est le seul qui puisse reconnaître le chemin. En un mot, la table du cabaret est l'autel près duquel s'accomplissent les grands événements de la vie du paysan breton : nouveau-né, il est couché dessus par son père, qui fait une pause dans le lieu chéri, avant de le présenter à l'église ; c'est là qu'il savoure les premières gouttes d'une boisson qui fera plus tard ses délices ; c'est là qu'il fait la cour à sa maîtresse, que son mariage se décide, que ses marchés se concluent ; c'est au cabaret que ses amis viendront verser des pleurs après l'avoir accompagné dans sa dernière demeure.

**Caractère.** -- Le Breton est avare, parce qu'il est pauvre, ou parce que le peu qu'il possède lui a coûté beaucoup de peines à obtenir. Alors, il cache avec soin ses facultés pécuniaires, à moins que son intérêt ne le porte à les exagérer. Il est silencieux, brusque et d'une franchise qui pourrait être considérée parfois comme de la grossièreté. Cette qualité, cependant, ne se rencontre pas toujours dans ses relations avec les citadins, dont il se méfie, parce qu'il en a été trompé; mais il est fidèle observateur de la parole jurée. Un marché est conclu lorsque les parties contractantes se sont mutuellement frappées dans la main. La force déployée dans cette action vaut le papier timbré et le protocole du notaire. Malheur au Breton qui manquerait à un engagement pris de cette manière, il serait mis à l'index ; aucun de ses compatriotes ne voudrait traiter avec lui. Il est défiant et porté à croire que le service qu'on lui rend cache un intérêt personnel. Mais s'il est bien persuadé du bienfait, tout ce qu'il possède, sa vie même appartient à son bienfaiteur. Il accorde difficilement sa confiance; mais il la donne pleine et entière à celui qui a su la gagner, et se laisse dès lors conduire aveuglément. Il n'est pas fanfaron, ne cherche pas le danger, quoique dans l'occasion il sache faire preuve de sang-froid et de courage. Les soldats et les matelots bretons se plient d'abord difficilement aux habitudes militaires ; néanmoins ils ont toujours mérité la réputation, non contestée, de bravoure et d'intrépidité.

Les devoirs de l'hospitalité sont exactement remplis par le paysan breton. Le malheureux qui la réclame est sûr de trouver dans sa chaumière un asile contre le mauvais temps et une part du repas. L'escabelle de la cheminée, place d'honneur, lui est cédée par le chef de la famille. Les vagabonds, qui éludent si facilement les recherches dans ce pays, véritable labyrinthe de fossés, mettent souvent à contribution cette vertu du laboureur. Il se prive même du nécessaire pour ne pas attirer par un refus le sort qu'un malintentionné jetterait sur ses bestiaux ou peut-être des malheurs plus réels.

L'amour du pays qui l'a vu naître est profondément gravé dans le cœur du Breton. Dans la contrée la plus fertile, sous le ciel le plus serein, au milieu de l'abondance, il soupire pour ses rochers et ses bruyères : l'espoir de la fortune ne peut séduire le jeune nostalgique ; il n'éprouve qu'un seul désir ; sa pensée unique est de revoir sa chaumière, et d'entendre les rondes patriotiques. Aussitôt que le soldat a acquitté sa dette, il s'éloigne avec empressement de la vie militaire, certainement plus douce que celle qui l'attend aux champs, et, après quelques jours, il a repris le costume, la tournure et les occupations de ses compatriotes.

Les habitants des campagnes des environs de Pontivy sont très reculés dans les arts ; l'agriculture est le seul dont ils s'occupent, encore n'est-elle pour eux qu'une série de vieilles routines, qui leur ont été transmises de génération en génération. Ils combattent tout projet de changement par un raisonnement qui serait respectable s'il n'était nuisible : « Nos pères faisaient ainsi, ils vivaient heureux, pourquoi aurions-nous la prétention d'être plus savants ou plus adroits qu'eux ? Ce serait injurier leur mémoire. » Cette réponse, soutenue de la force d'inertie, est opposée à toute amélioration que l'on chercherait à introduire dans la construction des habitations, dans le régime alimentaire et dans la culture des champs. Si l'on insiste, en cherchant à détruire leur erreur, ils gardent le silence, et ne répondent que par un sourire d'incrédulité.

*Festina lente*, telle paraît être la devise du Morbihannais, dont la démarche et les mouvements sont naturellement lents, quoiqu'il soit dur à la fatigue. Mais si les sons aigus et confus du biniou ou musette et de la bombarde ont frappé ses oreilles, il oublie son apathie originelle pour se livrer avec passion à l'exercice de la danse : alors, soit qu'il coure à pas de côté, en décrivant un cercle, soit qu'il saute alternativement sur un pied et sur l'autre, ses jambes sont fidèles à la mesure, mais son corps est raide, sa figure impassible, sa main touche à peine celle de sa danseuse qu'il ne regarde pas ; aucune exclamation, aucune parole n'expriment le plaisir qu'il éprouve, et cependant la nuit avancée peut seule séparer les danseurs couverts de sueur, mais non fatigués.

**Costumes, caractères.** — Le costume des habitants des faubourgs et des environs de Pontivy présente une particularité remarquable, c'est sa ressemblance avec l'habillement des Français de la fin du règne de Louis XIV. Il se compose d'un habit de drap commun, couleur brun violet, dont la taille est longue et le collet très étroit ; ses basques, très amples, recouvrent les cuisses et se réunissent par derrière en formant des plis nombreux; le devant est orné, au côté droit, d'un rang de nombreux boutons rouges, et de l'autre de boutonnières, en nombre égal, brodées en laine rouge et jaune, broderie qui se reproduit sur les festonnées et les larges parements ouverts des manches. Des chiffres en broderie indiquent la date de la confection. Une longue veste à manches en drap blanc, quelquefois brodée en laine de couleur, est presque entièrement cachée par l'habit précédent. Le gilet croisé est en drap blanc aussi, et orné dans la partie qui environne le cou de trois rubans de velours noir. Les hommes faits et les vieillards ont conservé la culotte de même étoffe que le premier habit; elle est large et plissée. La guêtre serrée, en toile blanche, recouvre la jambe et tombe sur le soulier. Les jeunes gens ont adopté l'usage du pantalon large en drap couleur de l'habit. Les coutures latérales et la partie inférieure sont ornées, chez les élégants, de broderies en laine de couleurs tranchantes. La chemise, en toile grossière, est très étroite : c'est une espèce de fourreau collant au corps, que le paysan met avec peine, en y introduisant d'abord les bras. Le collet en est étroit; il serre le cou, est attaché par trois boutons et sert de cravate.

Le chapeau rond à larges bords, dont la forme est ornée de deux tresses bariolées de différentes couleurs, complète ce costume, qui est celui des jours de fête, quelle que soit la saison.

Pour le travail, les Bretons portent en hiver une veste blanche usée, dont la couleur a disparu sous la crasse et les souillures, le gilet blanc, la culotte de toile, les guêtres et les sabots à talons très élevés; en été, ils substituent la veste de toile grossière à celle de drap. Ces vêtements sont de la plus grande malpropreté : peut-il en être autrement, lorsque les *minours* ou cultivateurs-propriétaires tirent vanité d'user leur culotte sans la faire laver ? Cette crasse, qui la rend luisante, prouve que celui qui la porte est laborieux. Un homme oisif peut seul être propre. Cette malpropreté est le défaut du paysan pontivyen; on la retrouve partout, dans son habitation, dans la préparation de ses aliments et sur sa personne. Aussi je crois que nulle part la misère ne se couvre de haillons aussi dégoûtants.

On ne doit pas s'attendre à trouver chez la compagne du paysan breton les grâces que la nature accorde si libéralement au sexe dont elle fait partie. Des formes massives, une physionomie sans expression, tels sont les dons qu'elle en a reçus. Des membres robustes, des mains larges, prouvent qu'elle partage les travaux des champs. Vivant dans une habitation obscure et malsaine, associée à la misère, mère de bonne heure, fatiguée par l'allaitement de nombreux enfants, comment pourrait-elle conserver des traces de ce teint fleuri, quoique halé, seule beauté que l'on rencontre chez quelques jeunes filles ? D'ailleurs, une coiffure ridicule, des vêtements épais en étoffe de laine sont peu propres à embellir le visage et à faire ressortir des formes même plus gracieuses.

Les Bretonnes encourront, moins encore que leurs maris, le reproche d'inconstance que le penchant à changer de modes a mérité aux Françaises, car leur costume est exactement le même que porte la duchesse Anne dans les portraits qui nous ont été conservés de la dernière souveraine de l'Armorique. Une coiffe en toile blanche terminée en pointe, dont les longues barbes sont réunies sur la tête en formant cinq angles, et pendant la pluie un capot en étoffe noire, telle est la coiffure sous laquelle elles cachent leurs cheveux, ornement qu'elles jugent inutile, et qu'elles abandonnent au marchand pour quelques mouchoirs rayés de couleurs vives. Le buste est enveloppé dans une camisole de cadis, à manches amples et terminées par un parement. Le jupon, dont les plis sont rassemblés en grand nombre autour de la taille, surtout par derrière, est aussi en cadis ou en étoffe dont la chaîne est en fil et la trame en laine noire. Le devant de ce jupon, ordinairement recouvert d'un tablier, est, par économie, en toile grossière. Il sert d'essuie-mains. Ces vêtements de villageoises ne sont jamais lavés, et la malpropreté est chez elles un devoir comme elle est un luxe pour les hommes. Ce costume est de toutes les saisons, ainsi que les bas de laine et les sabots. Aux jours de fête, les Bretonnes portent sur la camisole un petit corset en drap brun, dont les échancrures des manches, du col et du devant, sont bordées d'un large ruban de soie noire, brodé en soie jaune et verte. Les femmes des propriétaires ont de plus pour ornement une ceinture en ruban de soie, broché d'or ou d'argent, et un ou deux galons de clinquant au bas du jupon et sur le parement de la manche qui est en velours.

Les Bretonnes sont actives, laborieuses. Tandis que leurs maris se reposent à la fin de la journée, elles s'occupent des soins du ménage. Mais si elles prennent part aux travaux des hommes, elles partagent aussi leur goût pour les boissons fortes : c'est le seul penchant vicieux que l'on puisse leur reprocher, quoiqu'elles ne le portent pas jusqu'à l'excès.

**Le mariage et les enfants.** — Il ne serait pas exact de dire que, chez les paysans bretons, l'hymen chasse l'amour : car ce sentiment est rarement pour quelque chose dans leur mariage. C'est presque toujours une affaire de convenance, un marché longuement discuté par les parents; et plus d'une union sur le point d'être formée, a été rompue par l'exigence ou l'opiniâtreté d'un père, qui refusait de grossir le troupeau des fiancés d'une génisse ou de deux moutons. Les noces forment les grands jours de fête; ce sont les occasions où les paysans se dédommagent de leurs privations habituelles.

Tous les pauvres y sont invités de droit. Elles ont lieu à l'époque du carnaval, car alors les travaux des champs sont interrompus. Elles sont accompagnées d'usages particuliers à cette province, et qui paraissent, dans quelques cantons, remonter à une haute antiquité.

Dès le lendemain du mariage, il règne entre les jeunes époux un ton de froideur, qu'ils conserveront toujours. Cette indifférence se manifestera dans toutes les occasions, pendant les maladies, au moment même de la mort; cependant ils ne font pas mauvais ménage, car la rudesse du mari tient à son ignorance et non à la méchanceté. Il n'a jamais de prévenance pour sa femme, mais il ne la maltraite pas; elle n'a aucune influence dans les affaires, car l'homme est le maître exclusif.

Les enfants, après leur naissance, sont mis dans un maillot, prison de linge et de couvertures, serrés par une large bande qui, faisant un tout du tronc et des membres, ne leur permet aucun mouvement. Cet usage se conserve dans toutes les classes de la population. Dans les campagnes, les enfants sont tous nourris par le sein de la mère; dans la ville, il en est peu qui soient confiés à des nourrices, ou alors on choisit une femme habitant la localité même ou les faubourgs.

Dans les hameaux, les nouveau-nés reçoivent peu de soins. Enveloppés de linges grossiers et malpropres, ils reposent sur un sac de balle d'avoine. Avant huit mois, ils n'ont plus d'autre nourriture que celle de la famille. L'appareil digestif s'habitue à la bouillie et à la soupe au gros pain aussi facilement qu'aux friandises prodiguées aux enfants de la ville. Aussitôt qu'ils peuvent se tenir debout, on cherche à leur apprendre à marcher en les soutenant avec des lisières ou au moyen d'un brancard ; d'autres fois ils se traînent à terre ou s'accrochent aux meubles. Jusqu'à sept ans, ils sont revêtus en toute saison d'une robe ou fourreau de bure, dont les plis nombreux se développent avec la taille. Arrivés à cet âge, les garçons prennent la culotte, la veste et le gilet de drap blanc. La partie supérieure de ces deux pièces de l'habillement est ornée de trois petits rubans de velours noir. Ils conservent ce costume jusqu'à l'âge viril.

En général, les enfants des paysans bretons sont beaux. Lorsque leur figure a été débarrassée des souillures qui la recouvrent, on voit un teint frais, des contours gracieux, animés par de grands yeux noirs ; leur bouche vermeille est ornée de dents blanches et bien rangées. Ils conservent cette beauté jusqu'à l'âge où des travaux pénibles réclament pour le corps une alimentation plus substantielle que le lait aigre et la bouillie : alors ils perdent les formes arrondies ; leur figure s'allonge, les traits se prononcent davantage ; l'accroissement ne tarde pas à s'arrêter, à moins que des conditions plus favorables ne facilitent le développement de ces hommes, dont la race est originairement belle.

Aussitôt que le petit campagnard peut rendre quelques services, on lui confie la garde du troupeau, qu'il suit dans les champs, à peine vêtu et traversant nu-pieds les landes et les bourbiers. Lorsqu'il est fatigué de jouer, il se couche au soleil ou à l'ombre d'un buisson, sur la terre humide ou sèche sans s'occuper à choisir. Il tarit sa soif au ruisseau voisin et apaise sa faim avec des fruits sauvages ou non mûrs ; car sa portion de pain ne suffit pas toujours à son appétit. Il n'a pas d'autre existence jusqu'à l'époque où il doit faire sa première communion : alors, à certains jours de carême et pendant deux ou trois ans, il se rend à l'église, où le curé ou le recteur confie à sa mémoire les demandes et les réponses du catéchisme : c'est la seule instruction que reçoive l'enfant du pauvre laboureur.

Les cultivateurs plus aisés, ceux qui ont de fréquents rapports d'intérêts avec les habitants des villes, voulant éviter à leurs enfants l'embarras dans lequel le défaut d'instruction première les a souvent mis lorsqu'ils avaient à traiter de leurs affaires, les envoient à Pontivy : ils y restent quelques années pour apprendre le français, à lire et à écrire. Quelques-uns continuent leurs études pour entrer au séminaire; moyennant quelques arrangements, le prix de leur pension se réduit à 5 ou 6 francs par mois. On compte en ce moment à la ville une centaine de ces élèves, dont le nombre augmente chaque année. Il y a quarante ans, on trouvait difficilement dans une paroisse cinq ou six personnes qui sussent parler le français; aujourd'hui, il y a dans toutes les familles un peu aisées quelqu'un qui non seulement parle cette langue, mais encore qui peut la lire et l'écrire. Les ouvriers et les domestiques ne comprenaient que le breton et ne répondaient qu'en cette langue; aujourd'hui, ils parlent indifféremment français et breton.

## IV. — La Médecine.

**Exercice de la médecine.** — Un docteur en médecine et deux officiers de santé exerçaient, il y a vingt-cinq ans (1), l'art de guérir à Pontivy. Les malades des gros bourgs voisins qui désiraient recevoir les soins d'un médecin l'envoyaient chercher au loin; mais ces personnes étaient en petit nombre; car, à la ville même, les ouvriers frappés par la maladie languissaient longtemps, en se bornant aux ordonnances populaires, sans réclamer de conseils plus éclairés. L'usage voulait que l'on n'appelât le médecin que lorsque la maladie avait pris un caractère de gravité qui ne laissait plus d'espoir. Que pouvaient les efforts de l'art de guérir opposés à la désorganisation des tissus ou à l'altération profonde des propriétés vitales ? C'est alors que l'on pouvait observer ces affections

(1) C'est-à-dire vers 1805.

nommées fièvres putrides et nerveuses, avec leurs nombreuses et terribles complications; les varioles confluentes avec putridité; les pneumonies aiguës terminées par suppuration; les angines suivies d'abcès et de gangrène, et toutes ces maladies si graves, aujourd'hui très rares, même chez les indigents. Instruits maintenant par l'expérience, les habitants de toutes les classes n'hésitent plus à réclamer, en temps convenable, les soins de quelqu'un des six médecins et des deux officiers de santé qui habitent la ville (1).

L'habitant de la campagne, plus insouciant et moins convaincu de l'utilité des conseils qu'il pourrait recevoir des médecins ou des officiers de santé qui sont fixés, depuis quelques années, dans les bourgs voisins (2), néglige de les consulter tant que la maladie ne présente pas un danger imminent. Si le début du mal est lent, il attribue d'abord à la fatigue et au besoin de nourriture le malaise et la faiblesse qu'il éprouve; il essaie des aliments qu'il préfère, mais il a peine à les avaler et son estomac se refuse à les recevoir. Les boissons alcooliques ranimant ses forces accablées par le travail, il y a recours pour se procurer une excitation momentanée, bientôt suivie d'une faiblesse plus grande et du retour de la douleur. Si l'invasion de la maladie est plus prompte, il rapporte les symptômes qu'il éprouve à la brusque suppression de la transpiration, et, selon son expression, à un chaud-refroidi; il lui oppose encore les boissons fermentées : le cidre chaud est donné en abondance; d'autres fois, c'est le vinaigre ou l'eau-de-vie unie au poivre. Ces médications peu rationnelles ne sont pas toujours suivies d'accidents.

Mais la maladie fait des progrès, la faiblesse augmente, le malade ne peut plus marcher ou même se tenir levé : alors il se réfugie dans son lit et s'enveloppe dans son ballin, en attendant la guérison avec toute l'insouciance d'un fataliste.

(1) Pontivy comptait, en 1913, cinq docteurs-médecins.

(2) L'auteur entend désigner ici, certainement, les principales agglomérations des environs, Baud, Locminé, Guémené, etc.

S'il tente encore quelques remèdes, ce sont ceux qui lui sont conseillés par ses voisins, moyens violents, choisis parmi ceux qui donnent une forte secousse à l'économie. Cependant il s'efforce chaque jour de prendre sa part du repas commun, car s'abstenir de nourriture pendant un jour est un effort dont il est peu capable. Il déjeune, il dîne au début et au milieu de l'accès de fièvre, persuadé que son corps ne pourrait résister au mal s'il ne lui donnait pas de nouvelles forces, et plus d'une fois le moribond a rendu le dernier soupir ayant la bouche pleine du brouet qu'il s'efforçait d'avaler. Ces écarts de régime ne sont pas constamment suivis des résultats fâcheux que l'on pourrait craindre ; ils ont quelquefois provoqué des indigestions et des évacuations abondantes, qui ont été suivies du retour à la santé.

Le nombre des décès surpasse, dans la commune de Pontivy, le terme moyen de la mortalité dans le reste de la France. L'état de gêne dans lequel vivent les laboureurs et l'insalubrité des habitations sont les causes premières de ce fait, auxquelles on doit joindre l'insouciance des habitants de la campagne à réclamer les soins de l'art durant leurs maladies.

L'exercice de la médecine est pénible en Bretagne. Pour se rendre au lieu où il est demandé, le médecin doit parcourir de grandes distances, toujours à cheval, quelquefois la nuit, souvent par des temps affreux, et en suivant des chemins impraticables. Il ne lui est pas possible de différer un instant ; il sait qu'il n'est appelé que parce que ses secours sont urgents, et souvent on ne va le chercher que d'après la recommandation du prêtre qui a donné les derniers secours de la religion. Ce n'est qu'en entrant à moitié dans les lits clos où reposent les malades qu'il peut se livrer aux recherches nécessaires pour reconnaître la lésion qu'il doit traiter. Combien cette investigation exige de courage, surtout si l'affection est grave, si elle existe depuis longtemps chez un homme peu habitué à la propreté, et négligé par les personnes qui l'entourent !

Il est nécessaire qu'il saisisse le caractère de la maladie

dès sa première visite, car elle sera unique, surtout s'il demeure loin; il ne doit pas par conséquent espérer de suivre la méthode d'expectation, elle est impossible. Il faut qu'il mette en usage des médications actives dont le résultat soit prompt et l'effet évident. Il suivra la marche de la maladie et la traitera d'après les rapports qui lui viendront deux et peut-être trois fois par les parents, dans le cas où le malade ne pourrait se faire transporter pour recevoir les avis qui doivent assurer sa guérison. Souvent celui-ci vient à pied, quoique ses forces ne répondent pas à son courage. Ces hommes de fer résistent au mal qui les consume et aux fatigues de la route. On en voit qui attendent sur le bord d'un fossé que l'accès de fièvre intermittente soit passé, et reprendre ensuite le chemin qui conduit à la ville, où ils vont chercher des conseils pour le traitement d'une affection qui dure depuis huit ou dix mois, et même une ou deux années.

**Pratiques superstitieuses.** — Il serait difficile d'énumérer toutes les pratiques, toutes les formules auxquelles l'ignorance et la superstition ont recours dans ce pays pour se préserver ou se guérir des maladies. La plus petite commune possède au moins une fontaine dont l'eau a la propriété de faire cesser les douleurs et surtout la fièvre intermittente, si commune dans les campagnes. Quelques lotions faites sur la figure et les membres préservent des rhumatismes. La moindre offrande, la plus petite pièce de monnaie jetée dans le bassin de la fontaine, contenteront le gardien peu exigeant de l'eau merveilleuse qui détruit tout principe de maladie.

La cloche de telle chapelle [1], placée sur la tête du sourd, lui rendra l'ouïe; son influence préviendra la surdité chez celui qui entend, et s'opposera au retour de la migraine. L'enfant qui ne peut marcher sera placé pendant quelques heures dans le tombeau de pierre de saint Fiacre [2] et y pui-

(1) La cloche de Saint-Mériadec, à Stival.
(2) L'auteur veut parler sans aucun doute du tombeau de saint Molvan, à 4 kil. de Pontivy, où les mères conduisent toujours leurs enfants.

sera des forces. La personne affectée d'ophtalmie la sentira bientôt se dissiper si elle porte à son cou un collier banal, orné de quelques boules de succin : cette amulette a des propriétés très étendues, surtout de guérir les maux dont la tête est le siège.

Ces pratiques, et une multitude d'autres que la crédule ignorance des anciens Armoricains reçut des druides, et que l'introduction du christianisme ne put que modifier sans les détruire, se sont transmises d'âge en âge jusqu'à leurs descendants moins ignorants, mais aussi crédules. Elles ne peuvent, dans le plus grand nombre des cas, avoir d'autre résultat fâcheux que la perte du temps et la prolongation des souffrances.

Il n'en est pas de même de l'application d'une chemise trempée dans l'eau froide de la fontaine de saint Ivy (1), moyen infaillible pour guérir la colique; et de cette coutume barbare d'enchaîner les maniaques dans un caveau froid et humide sous la statue de saint Colomban (2). Si cette épreuve prolongée vingt-quatre heures ne réussit pas, ils sont déclarés incurables et abandonnés sans secours. On a souvent traité comme maniaques des malheureux dont les maladies étaient accompagnées de délire furieux, ou simplement d'une excitation de l'encéphale.

D'autres préjugés plus universellement répandus, et que l'on est étonné de rencontrer dans une classe de la société plus instruite, exercent leur influence sur l'enfance. Des mères qui ne pourraient consentir à abandonner leurs enfants à des soins étrangers, dont la tendresse est alarmée par la plus légère plainte du nourrisson chéri, ne craignent pas d'emprisonner ses membres délicats sous d'épaisses couvertures et dans les tours serrés du maillot. Si les cris du petit prisonnier blessé par une épingle, ou souffrant dans une mauvaise position ne peuvent être calmés, la villageoise

(1) Cette fontaine a été comblée et les mères se bornent, aujourd'hui, à frotter la chemise des petits malades contre le nombril du saint...

(2) A Locminé.

les attribuera au mal de Saint-Gilles, la femme de la ville à la présence des vers ; elles n'oseront pas accuser le maillot dans lequel elles ont été élevées.

D'autres mères ne voient dans la teigne qui couvre la tête de leurs enfants qu'un exutoire naturel, et ne cherchent pas même à la modérer. Le petit malheureux veut en vain, en se grattant, se défendre contre les piqûres des insectes qui le dévorent : ses ongles, teints de sang et couverts de pus, inoculent le mal au front et aux joues, qui bientôt sont cachés sous des croûtes épaisses. Les Bretonnes ignorent encore que les membres de leurs enfants, suffisamment couverts sans être accablés, se développent mieux, qu'il leur sera plus facile de les tenir propres, et qu'elles éviteront ainsi des érysipèles des fesses et des cuisses, qu'elles ne supposent pas même être la cause de ces larmes qui les désespèrent. Il serait à souhaiter qu'elles fussent bien persuadées que la propreté est un des grands besoins du jeune âge ; que cette ulcération du derme chevelu, qu'elles nomment la loque et qu'elles voient se propager avec insouciance, détermine un afflux des liquides vers la tête ; que l'irritation des enveloppes du crâne se communique facilement aux membranes du cerveau, et que la cause qui fera disparaître si brusquement cette exanthème donnera naissance aux maladies qu'elles le croient propre à prévenir.

Une sage-femme, instruite à l'hôpital de la Maternité de Paris, donne des soins aux femmes en couches de la ville. Elle reçoit un traitement pour celles qui sont dans la misère, et le nombre en est grand. Dans les campagnes, les villageoises sont assistées par leur voisine ou par l'ignorante *Lucine* du canton, que l'on arrache du cabaret pour lui confier des fonctions dont elle n'a aucune idée. Elle supplée par une assurance téméraire aux connaissances qui lui manquent, maltraite avec importance la patiente, qui n'oserait se refuser à l'exécution de ses ordonnances, et blesse impunément la mère, qu'elle ne sait pas ménager, et l'enfant dont elle pétrit la tête pour la rendre à sa forme première.

La nouvelle accouchée est sur pied le troisième ou quatrième jour qui suit ses couches. Cependant, si elle appartient à la classe des cultivateurs aisés, elle ne se livrera à aucune autre fonction qu'aux soins réclamés par son enfant. Elle n'oserait s'occuper des travaux du ménage, toucher un vase, traire une vache dans la crainte de communiquer la souillure dont elle est couverte. Afin d'abréger cet état d'immondité qui contrarie ses habitudes et blesse sa fierté, elle se hâte de se rendre à l'église du bourg pour s'y faire purifier : combien de ces femmes laborieuses ont succombé aux fatigues de cet imprudent voyage, et sont allées prendre leur dernière demeure à l'ombre de ce temple, qu'elles avaient quitté quelques jours auparavant le cœur rempli de joie et d'espérance !

**Maladies.** — Les maladies observées en plus grand nombre dans ce pays, celles qui se manifestent pendant les différentes saisons de l'année, sont les affections du tube digestif. Elles sont accompagnées de symptômes qui leur ont fait donner, dans la Nosographie philosophique, le nom de fièvre muqueuse, de fièvres bilieuses, forme très rare, de fièvres adynamiques, qui étaient beaucoup plus communes, il y a dix-huit à vingt ans, et de fièvres ataxiques. La présence de vers intestinaux est chez les enfants une complication fréquente de cet ordre de maladies.

Après les affections du canal alimentaire, on doit classer, sous le rapport de la fréquence et du nombre, les fièvres intermittentes, qui règnent plus particulièrement depuis le mois d'avril jusqu'au mois de novembre, sans cependant disparaître entièrement pendant les autres mois. Le type tierce est celui qu'elles affectent le plus constamment ; lorsqu'elles existent depuis quelque temps chez le même individu, elles prennent le type quarte ; chez plusieurs malades, particulièrement parmi ceux qui habitent la ville, elles sont accompagnées de congestion vers le cerveau, les poumons ou les intestins. Les congestions cérébrales ont lieu plus particulièrement chez les vieillards. Les sujets jeunes, pléthoriques et forts sont plus souvent atteints de congestions vers les poumons; elles sont annoncées par un sentiment de suffocation et des angoisses effrayantes; des plaques ortiées paraissent sur la peau pendant la période de froid et disparaissent avec la sueur. Chez les personnes moins fortes, plus irritables, plus nerveuses, et plus disposées aux maladies de l'appareil de la digestion, le frisson est suivi de gastralgie, de spasmes, de formation de vents avec ballonnement de l'abdomen; la douleur est vive et revient à des intervalles très rapprochés. Le malade sent ses forces et son courage défaillir; il craint de perdre la vie au milieu des tourments qu'il endure, et, pour se soulager, il invoque les moyens les plus prompts.

Lorsque les symptômes annoncent une congestion vers la tête ou la poitrine, la saignée est manifestement indiquée et doit être pratiquée dans la période de chaleur. Elle a besoin d'être abondante; il est important de prévenir l'accès suivant, car le danger est imminent, et il n'est pas de traitement que le malade effrayé ne suive pour s'y soustraire. Le sulfate de quinine, en potion ou en injonction, administré pendant la rémission, à la dose de 11 à 16 grains, arrête ensuite la marche de la maladie; à dose plus faible, il reste quelquefois sans effet. Sous la forme de pilules, son action n'est pas aussi certaine.

Lorsque les symptômes indiquent des troubles graves dans l'appareil digestif, la saignée locale ou générale calme les souffrances; s'il est plus nerveux que pléthorique, les émollients et les préparations d'opium appliqués sur l'abdomen, et plus spécialement les frictions avec le laudanum ou la solution d'extrait gommeux d'opium font cesser les douleurs: telle est, en résumé, la médication suivie avec succès dans le traitement des fièvres intermittentes pernicieuses. L'administration des sulfates de quinine doit être continuée quelque temps, afin de prévenir les rechutes très fréquentes chez les malades exposés aux causes qui ont d'abord produit la fièvre, et qui la contracteront de nouveau d'autant plus facilement qu'ils en ont déjà été affectés.

Il est deux autres ordres de maladies que les médecins observent pendant toute l'année dans l'arrondissement de Pontivy : ce sont les pneumonies et les pleurésies, affections très fréquentes dans les mois de mars, avril, mai, juin et juillet. Les inflammations de la plèvre et du poumon doivent, en effet, atteindre très souvent des hommes qui, échauffés par le travail, cherchent à dissiper la chaleur qui les tourmente en exposant à l'air frais leur corps couvert d'une toile mouillée par la sueur; les évacuations sanguines employées en premier lieu, et l'administration du tartrate antimonié de potasse à doses fractionnées forment la base du traitement de ces maladies, qui sont fréquemment accompagnées des symptômes qui leur avaient fait donner par Stoll le nom de pneumonies et de pleurésies bilieuses.

Les habitants de la campagne sont souvent affectés d'angines; on a vu quelquefois celles-ci régner épidémiquement durant les mois d'octobre, novembre et décembre; elles prenaient alors le caractère d'angines diphtéritiques et gangreneuses. On a recours avec succès à l'application d'un large vésicatoire sous la gorge pour guérir les angines simples, particulièrement dans les cas où la saignée n'a pas fait cesser l'inflammation. Ce mode de traitement, adopté par les médecins anglais, réussit constamment chez des malades qui souvent ne demandent des avis que lorsque la maladie a passé à l'état chronique.

Les dysenteries se manifestent pendant les mois de juillet, août, septembre et octobre. Il n'est pas étonnant que, dans ces parties de l'année, cette maladie règne souvent épidémiquement dans les campagnes dont les habitants ne savent observer aucune des lois de l'hygiène. D'ailleurs, la nourriture des enfants, à la fin de l'été, se compose en grande partie de fruits non mûrs.

On doit sans doute attribuer à l'humidité des habitations le grand nombre de coqueluches que l'on observe pendant toute l'année chez les jeunes sujets, qui sont toutefois rarement affectés de croup. C'est également à cette cause qu'il faut rapporter les ulcérations de la membrane muqueuse de la bouche. Les catarrhes pulmonaires sont produits, pendant l'hiver et le printemps, autant par l'humidité que par le froid de l'atmosphère; mais les habitants désignent par le nom de catarrhes toutes les douleurs avec gonflement à la tête, les rhumatismes vagues qui affectent la partie supérieure du tronc, maladies éphémères produites par l'action du froid humide et qu'une légère diaphorèse fait cesser.

Chaque année, il se manifeste dans la ville et dans l'arrondissement quelque épidémie de maladies exanthématiques. La scarlatine, la rougeole, des éruptions miliaires paraissent tour à tour, et quelquefois simultanément. Ces affections, qui parcourent ordinairement leurs périodes sans danger pour la vie, lorsqu'elles sont traitées méthodiquement, ou même lorsque leur marche n'est pas entravée, exercent souvent des ravages dans les campagnes, parce que le petit malade y est abandonné sans aucune précaution aux ressources de la nature, ou soumis à un traitement excitant. Presque toujours la mort survient après quelque circonstance qui a supprimé l'éruption de la peau, en augmentant l'inflammation de la membrane muqueuse intestinale ou pulmonaire.

Quoique la variole soit un peu moins commune aujourd'hui par la constance des efforts que les médecins font pour propager la vaccine, cependant elle fait encore chaque année des victimes. Quelques personnes vaccinées ont été atteintes de varioloïde et ont succombé. Cette circonstance malheureuse a fourni de nouveaux motifs pour appuyer les injustes préventions contre la vaccine, qui existeront longtemps encore chez les Morbihannais, peu partisans d'innovations.

La gale, maladie endémique dans la Basse-Bretagne, commence à être moins commune dans les environs de Pontivy. Les habitants de la campagne se traitent avec la pommade citrine.

Telles sont les affections que les médecins sont plus souvent appelés à traiter à Pontivy et dans les environs; il est d'observation que quelques-unes d'entre elles ont été prédominantes pendant un certain temps, et sont devenues ensuite plus rares, tandis que d'autres régnaient à leur tour épidémiquement durant plusieurs années et étaient remplacées par une troisième série. Depuis 1804, les maladies régnantes ont été successivement les fièvres intermittentes, les gastro-encéphalites ou fièvres ataxiques, les pleuro-pneumonies, les encéphalites ou fièvres cérébrales, et les fièvres intermittentes, affections dominantes depuis quatre années.



Imprimerie Oberthur, Rennes 2340-16.

www.ingramcontent.com/pod-product-compliance
Ingram Content Group UK Ltd.
Pitfield, Milton Keynes, MK11 3LW, UK
UKHW020351250726
13967UKWH00005B/2221